明治九年十二月刻成

精神病約説

京都　癲狂院藏

精神病約説序

明治維新以降吾邦為病院之設厚保健康普救患者其深仁厚澤豈可不感戴也哉獨狂疾者未聞為其療傷之設何哉以療治未得其法也蓋狂疾者精神病也精神亂則顚倒是非混淆彼我目視無形之形耳聽無聲之聲喜怒無時出没不常

雖以父子骨肉之親是狎鬼魊詬罵百端妄動弗已否然推及其同胞閔不畏死之徒之有焉當是時妻孥以苦其肩甚親戚以病其之状或幽諸暗室或寘諸土窖或禱諸佛神或浴諸懸泉弗復施醫治唯坐以待其斃亦良可哀矣吾東山氏雖有慨于此篤志力行建言官府務孜以所施納官僚共舉為創開癲狂院于

東山南禪精舍令療病院管理之予雖
淺劣辱當治療之任因與友陳永亮氏
胥謀更就醫术之法出講究研磨并遺
餘力矣而神戶氏上譯述一書名四精
神病約說乞予弁言首簡予欣不自揣
乃語之曰前為篤志之東山氏而後此院始
開矣後為勤敏之神戶氏而後此書始成矣
治狂之方法獲此二人完全圓備亦可以

無遠憾也夫告以為序
明治九年第十二月眞島利民謹識於
癲狂院醫局

同局
安原一良書

例言

原書ハ一千八百七十二年倫敦鏤行来諾爾圖《ライノールヅ》氏内科全書中ノ一部ニ〆英國醫科學士顯理《ヘンリー》、貌徳斯禮《モウドスレイ》君ノ撰フ所ニ係ル君ハ倫敦西病院ノ醫員ニ〆仙馬、理ノ醫學校ニ於テ精神病ノ教師タリ且倫敦大學校ノ社員巴理醫科精神病會社及ヒ維也納醫學會社ノ名譽社員ニ〆曽テ滿遮士打ノ狂院ニ於テ醫員タリシ人ナリ

君ノ著述ニ精神生理學兼病理學ト題スル浩澣ノ一書アリ實ニ一千八百六十八年倫敦ニ於テ刊行スル所ナリ而〆内科全書中ニ掲クル所ノ者ハ此原著ノ要領ヲ拔抄シ且改正ヲ加ヘタル者ナリ是ヲ以テ其言短ク其意長シ倉卒ニ看過スレハ其説ク所足ラサルカ如ク又錯雑ナルカ如シ然レ共能ク之ヲ玩味スル時ハ議論精確文理秩然踈ニ〆洩ス事ナク簡ニ〆要ヲ得タリ故ニ瑣々タル小冊子ト雖モ反復熟讀スル時ハ却テ浩澣ノ書ヲ渉猟スルニ勝レリ行文語氣通暢ナラサルカ如キハ譯者淺學不文ノ罪ナリ

書中精神ニ關スル所ノ病名ニハ必ス原字ヲ附シ譯語普通ナラサル者ニハ國音ヲ

以テ原語ヲ添フ後來ノ定譯ヲ待ツノ微意ナリ文中二行トナシ或ハ行頭ノ一字ヲ低書スル者ハ原註ナリ半月線ヲ畫〆脚註トナス者ハ原著ノ病理學及ヒ他書ヨリ抄出シ或ハ愚按ヲ以テ本文ノ義ヲ解スル者ナリ看官幸ニ混同スル事勿レ又漢字ヲ以テ人名ヲ音譯スル所ノ者下文ニ至テハ約〆其一字ノミヲ記スル者アリ聊カ冗長ヲ省クノミ

此書稿成ルニ迨シテ文友新宮涼園君ノ高評ヲ辱フシ文理正確ヲ加ヘタル者多シ實ニ感謝ニ堪サルナリ然レ共脱稿校正頗ル急卒ニ出ルヲ以テ謬誤脱漏ナシト謂フヘカラス恰モ落葉ヲ掃フカ如ク随テ拂ヘハ随テ落ルノ思ヲナシ尚未タ今日ノ校ニ安ンセサルナリ冀クハ四方ノ君子幸ニ指摘〆之ヲ示スアラン事ヲ

明治九年十月下浣

譯者識

目次

英國　顕理貌徳斯禮　撰
信州　神戸文哉　譯

第一章　名義ヲ論ス

夫レ精神ノ疾患ニ於ル其命名頗ル多シ精神病ト曰ヒ狂ト曰ヒ癲ト曰ヒ其他精神錯亂精神離正精神不全放心等ト稱スル者皆一義ナリ（Mental or Cerebro-Mental Disease; Insanity; Madness; Lunacy; Mental Derangement; Mental Aberration; Unsoundness of mind; Mental Alienation）

凡ソ此病ノ範圍ニ屬スヘキ精神變常ノ症狀タル其類無数其度数般ナルカ故ニ一言以テ廣ト正トヲ兼ル所ノ解義ヲ定ル能ハス設シ其解義廣汎ニシテ此病ノ諸種ヲ包括スルニ足ラハ疾病トスルニ足ラサル偏癖ヲモ網羅スルニ至ルヘク其解義正確ニシテ一毫モ謬誤ナカラン事ヲ要セハ疑ナキ精神病ノ數症ヲ脱セサルヲ得ス夫レ人心ノ性狀相同シカラサル事其容貌聲音ノ相異ナルカ如ク精神變常ノ二症一

モ其狀ノ全ク一致セサル事二人ノ精神一モ其性狀發達ノ全ク相同シキ者ナキカ如シ全体諸器ノ發育ハ生前既ニ成ル者ニ〆皆通規アリ故ニ各人甚タ相齊ク其疾病ニ於ルモ亦大ニ類似ス然レ共自知運用《コンスシオワスライフ》ノ妙器タル腦ノ眞正發育ハ生後ニ於テ成ル者ニ〆且外圍ノ景情ニ關ス故ニ漸々各異ノ狀ヲ呈スル者ニ〆各人相同カラス隨テ精神ノ病タル千態萬狀ノ症ヲ顯スナリ然ハ則チ精神ノ病症ヲ診斷スルニ方テハ二箇ノ目的ニ留心セン事ヲ要ス其一各自性質ノ變（從前固有ノ本性ヲ變スルナリ）其二協和ノ變（自己ト外圍トノ調ヲ失スルナリ）是ナリ何トナレハ精神ノ病機發象亦以テ其從前發達ノ度ヲ證スヘク以テ其病的タルヲ知ヘシト雖モ其病的タルヲ確定スヘキヤ否ハ必ス其感動思慮行爲ニ於て見ハルヽ所ノ本性ノ變換ト其人ノ品位トヲ斟酌〆初テ正斷スヘキヲ以テナリ例之ハ高貴ノ人ニ〆至卑至賤ノ習風タル意見ヲ述ヘ又其行爲ヲ顯ス事アラハ之ヲ以テ精神病ノ確徵ト做スモ敢テ不可ナル事ナシ（藐忽ニ看過シ易キ所ナリ）

精神病ノ解義タルヤ甚タ困難ナルヲ以テ不撓忍耐ノ諸家モ其定ムル所皆同シカラス今其困難ナルヲ記念シ以テ之ヲ定メント欲ス夫レ精神病ハ本來腦内至尊《シュプレームセントルオフ》ノ

中樞《ブレイン》迴轉部質即チ全智ノ灰白力ノ集ル所漸次錯亂スル者ニ〆之ニ由テ感動乖錯思慮失誤品行不整ノ症或ハ合發シ或ハ特發シ其人ヲ〆多少適位ノ交際ヲ失ハシムル者ト謂フヘシ而〆精神ノ中樞ハ迴轉部細胞ノ神經質ニ寓スル者ナリ精神病ハ本來其機能ノ變調スル者之カ爲ニ情智及ヒ意ノ變調ヲ生シ來ルニ〆自發繼發ノ別アリト云フニ至ルマテハ予輩ノ安然確說スル所ナリ

此解義ニ據レハ留心スヘキ三點ヲ固定スルノ益アリ其一ハ外界ノ事物ニ感スル所ノ者ニ〆感動ノ様法即チ情ノ運用《モードオフフヰイリングオルアッフエクチーウライフ》是ナリ其二ハ心裡ニ於テ外感ヲ造ル所ノ者ニ〆思慮《アイデーシュン》ノ様法即チ智ノ運用《インテルレクチュアル》是ナリ其三ハ身外ノ事物ニ應スル所ノ者ニ〆行爲《アクシュン》ノ様法即チ品行《コンダクト》是ナリ又此解義ハ精神學上ノ最良ナル精神分類即チ情智意《フヰーリングコグニシュンエンドウヰル》ノ三大別ト一致スル者ナリ抑モ此病ノ性狀タルヤ其人ノ行爲不整ニ〆社會ノ一元素タルノ職ニ堪ル能ハサルニ在リ之ヲ以テ考フレハ其人ノ社會交際ニ注目スルノ必要ナルハ論ヲ竢ス〆瞭然タラン然レ共上文ノ解義實ニ十全ノ地位ヲ去ル事遠シト謂フヘシ恒心ノ終ル所狂心ノ始ル所ニ界線ヲ畫スル能ハス加之某人ヲ目〆

狂人ト稱スヘキヤ否ヲモ確言スル能ハサルノ際ハ其十全ナラサルモ素ヨリ恠ムニ足ラス其十全ナラサル事實ニ判然タリト雖モ亦之ニ換ルニ確乎タル數件ノ功徳アリ則チ此解義ニ基ク時ハ一ニハ廻轉部ノ灰白質才智ノ中枢ヲ以テ精神病作用ノ本所ト定ムヘシ二ニハ此病タル其徳行乖錯ノミニ顯ルヘク又其行爲ニ現ルヘク或ハ妄想トナリテ發スヘキ事ヲ曉知スヘシ三ニハ此患者社會ノ交際ト其責任トニ堪ヘサル事恰モ形器ノ廢疾ヲ患フル者ト同一般ナルヲ見ルニ足レリ一般社會ニ在テ其適位ヲ保有スル能ハス故ニ之ヲ擯斥乄其害ヲ防カサルヲ得ス今狂人ナラサルモ實ニ感動常ヲ變シ思慮正ヲ誤リ行爲放逸ナルヲ得ヘシ然レ共其人之ヲ以テ正規ニ依ルトスルカ或ハ之ニ應スヘキノ外因ナキ時ハ其因内ニアリテ絶エス皷舞スルガ為ニ之ヲ發スル者ニ乄即チ脳内至尊ノ中枢錯亂スルニ原ク時ハ則チ狂人ナリ而乄精神變常ノ輕重ヲ測ルニ二ノ準度《スタンダード》アリ其一ハ類屬ノ準度ニ乄人類一般ノ一致ニ照ラ乄定ル者ナリ其二ハ各自ノ準度ニ乄其精神發達ノ從前ノ度ニ準乄判スル者是ナリ此病ノ症狀タル千態萬狀究極ナキカ如シト雖モ其皮相ノ異ナル所ヲ脱スレハ内ニ本來一致ノ定性アリテ存ス故ニ其眞正ノ表様《タイプ》ヲ論載スルヲ得ヘシ然レ共此類

ヨリ彼類ニ遷ルノ間ニ於テ實ニ數般ノ症狀ナキニアラス「ボルトン」氏曾テ狂病ヲ論メ日ク同時ニ三類ヲ合併シ或ハ陸續繼發スル所ノ症例少カラスト又日ク此患者常ニ數症ヲ混スルヲ見レハ書中一定ノ病症ヲ論載スルモ亦以テ貴重スルニ足ラスト

第二章　分類ヲ論ス

英國ニ於テ一般稱用スル所ノ分類ハ壹斯啓洛爾《エスキイロル》氏ノ法ニ基キ改正スル者ニメ實地緊要ナル者ナリ其表左ノ如シ

第一　癲狂（Mania）

急性症又躁暴狂（Acute or Raving）

慢性症（Chronic）

復歸症（Recurrent）

第二　癖狂（Monomania）

第三　鬱憂（Melancholia）

第四　德行狂（Moral Insanity）

第五　失神又健忘（Dementia）
自發症（Primary）
繼發症（Secondary）
第六　痴呆 附愚鈍（Idiocy, including Imbecility）
第七　全身麻痺（Generel Paralysis Paresis）
日耳曼ニ於テ最モ賞用スル所ノ分類左ノ如シ
第一　抑鬱之症（Die Depressionzustände）
其一　依剥昆埡里亞（Die Hypochondrie）
其二　鬱憂（Die Melancholie）
第二　驕傲之症（Die Exaltationzustände）
其一　急性癲狂（Die tobsucht）
其二　癖狂（Der wahnsinn）
第三　慉弱之症（Der psychischen Schwächezustände）
其一　戇喪又心思不合（Die Verruchtheit）

其二　失神（Der Blödsinn）

其三　痴呆及ヒ「クレチニスム」（Idiotismus und Cretinismus）

第四　麻痺性失神又狂性全身麻痺（Der paralytische Blodsinn, Die allgemeine Paralysie Der Irren）

以上掲クル所ノ者ハ皆純然タル精神學上ノ分類ニメ容易ニ其短所ヲ見ルヘキナリ其分類タルヤ人意ニ出ル者ニメ全ク根據ナシ故ニ一類ノ病ニメ特別ノ記載ヲ要スヘキ判然タル別種ノ症狀アリ又二類以上ノ性ヲ兼ル所ノ症狀ニメ此類ニ加ヘ彼類ニ附スルモ妨ケナキ者アリ或ハ孰レノ類中ニ加フルモ當ヲ得サル者アリ學士敬《スケイ》氏曾テ此病ヲ各症天然ノ病史ニ從テ集類シ以テ天然類屬ノ分類法ヲ企テリ其説ニ曰ク予輩カ此病ヲ精神上ノ症候ニ由テノミ輯集分類スルハ何ソヤ精神ノ乖錯ハ唯ニ形体ノ病徴タルニ過キス他病ニ於ルカ如ク形体ノ病ニ從テ之ヲ分類セサルハ何ソヤト同氏此目途ヲ追テ二十九症ノ天然類屬ヲ分チ一家ノ説ニ據テ各症ノ天然履歴特異ノ病原各殊ノ症候平均ノ經過及ヒ大凡ノ轉歸ヲ掲載セリ

其表左ノ如シ

痴呆 徳行的 智力的（Idiocy moral Intellectual）　愚鈍 徳行的 智力的（Imbecility moral Intellectual）

癲癇狂（Imsanity, with Epilepsy）　手婬狂（Insanity of Masturbation）

婚期狂（Insanity of Pubescence）　男性花風（Satyriasis）

女性花風（Nymphomania）　歇私的里狂（Hystericalmania）

經閉狂（Amenorrhoeal Mania）　婚後狂（Post-Connubial Mania）

産後狂（puerperal Mania）　懐胎狂（Mania of Pregnancy）

授乳狂（Mania of Lactation）　更年期狂（Climacteric Mania）

卵巣狂又子宮狂（Ovario-Mania, Utero-Mania）

老体狂（Senile Mania）　肺勞狂（Phthisical Mania）

轉徒狂（Metastatic Mania）　創傷狂（Traumatic Mania）

黴毒狂（Syphilitic Mania）　酒客譫妄（Delirium Tremens）

貪飲狂（Dipsomania）　中酒狂（Mania of Alcoholism）

熱後狂（Post-Febrile Mania）

蓚酸尿及ヒ燐尿ノ狂（Mania of Oxaluria and Phosphaluria）

全身麻痺狂（General Paralysis, With Insanity）

傳染狂（Epidemic Mania）

特發狂 陽性 陰性（Idiopathic Mania, Sthenic Asthenic）

毛列爾《モーレル》氏ハ顯然タル原因ニ從テ此病ヲ分類セント欲シ大別〆六類トナシ各類ニ三ノ小別ヲ附セリ所謂原因上分類是ナリ則チ第一類遺傳ノ狂第二類中毒ニ因スル者第三類他ノ神經病（歇私的里亜癲癇及ヒ依剌毘埡亜里ノ如キ者）ヨリ轉シ來ル者第四類特發ノ狂第五類感傳ノ狂第六類失神ノ諸類是ナリ

二氏分類ノ法大ニ採ルヘキ所アリト雖モ未タ完全ノ説ト稱スヘカラス且實地用ヒ難キ所アリ故ニ暫ク壹氏ノ分類ニ從テ論載シ其原因症候治法ヲ論スルノ時ニ臨ミ各殊ノ性狀ヲ掲示スルヲ以テ最モ簡便ナリトス

第三章　原因ヲ論ス

精神病ノ原因ハ通常有形的《フヰシカル》（體内若クハ體外ヨリ生スル所ノ因ニ〆理學上ノ法ヲ以テ論究スヘキ者ヲ謂フ）無形的《モラール》（専ラ精神上ニ關スル者ヲ謂フ）ノ二般ニ區別スト雖モ之ニ由テ實地上敢テ正確ヲ得ルニ非ス今二人アリ同シク危窮ノ事ニ際シ大ニ精神ヲ勞セリ然ルニ其一人ハ發狂シ他ハ依然タリ然ラハ則チ此發狂ハ一ノ無形因ニ由ルト謂フヘキカ曰ク否ラス蓋シ甲ハ神經元質ニ生來ノ弊害アリテ之カ素因ヲ釀セシカ或ハ形器病若クハ他因ニ由テ神經ニ偶然ノ障害アリシ者一ノ無形因ニ由テ以テ此病ヲ誘發セリ然レ共乙ニ於テハ此誘因ニ由テ如斯キノ害ヲ起サヽリシナリ然ラハ則チ其全因實ニ同一ナルニ非ス凡ソ幾多ノ形情相集テ一个ノ結果ヲ生スル時ハ其形情皆同シク其結果ノ原因ナリ狂病ノ如キモ大抵ハ衆多ノ形情合一〆發スル者ニ〆單一有力ノ原ニ由ル者アラス是レ常ニ銘心スヘキ所ナリ又從前營生ノ形情身心ニ關スル者悉ク相合〆自然ニ發狂スル事少カラス某ノ景情ノ為ニ特異ノ性ヲ生出スルナリ是レ基質ノ中ニ隱伏セシ所ノ病芽經久ノ培養ニ由テ遂ニ崩生シタル者ニ過キス之ニ由テ觀レハ必シモ有形或ハ無形ノ一原因ヲ定ントスルハ啻ニ益ナキノミナラス純然タル初期ノ症候ヲ認メ意匠ヲ以テ

原由ト定ルト弊ヲ生スルニ至ル從來原因ニ從テ此病ヲ分類セントスル者皆此通弊ヲ免レス故ニ今此病原ヲ論スルニ方テ先ツ男女年齡等ニ關スルノ總論ヲ掲ケ次テ近因即チ誘因ニ論及スルヲ最良トス男女及ヒ年齡ヲ以テ狂病ノ原因中ニ算入スルハ眞理ニ基カサル事昭カナリ一人トメ男タリ女タルノ故ヲ以テ狂ヲ發スル者アラス然リト雖モ男タリ女タルノ故ヲ以テ又某年齡ニ達スルノ故ヲ以テ生理上ノ變ヲ生シ神經變常ノ素因アル者之ニ由テ病的ノ結果ヲ生シ易シ是レ此總論ノ欠クヘカラサル所以ナリ

甲　總　論

一國土ノ氣候其政治宗教ノ体其開化ノ度其住民ノ職業及ヒ風習ノ如キハ此病ノ通因ト稱スヘキ者ナリ是等ノ者累世相集テ終ニ其土人ノ氣風ヲナシ其氣風以テ狂病多少ノ因ヲ釀ス惜哉各國狂人ノ多少ニ就テハ徵スヘキ明文ナキノミナラス方今ノ開化ト共ニ其數ヲ增加スルヤ否ヲモ未タ確定セサルナリ然レモ野蠻人民ノ內ニ在テ此病ノ稀ナル事ハ旅客ノ一般ニ確言スル所ナリ世界中文明國ノ民ニ

於テ算決シ得ル所ニ據レハ住民五百人中一人ノ狂人アリトス又留心觀察ノ漸ク精密ナルカ爲ニ次第ニ狂人ノ數ヲ増ス事明カニ〆之カ爲ニ増加スルハ各自康安ニ苦心スルカ爲ニ増スヨリモ稍多キニ似タリ又論理上ヨリ考フル時ハ活潑ノ生計無數ノ情欲及ヒ心意ノ奮勵ハ駸々タル開化ノ際幾般ノ工藝ト熱心爭先トニ離ルヘカラサルノ形情ニ〆之カ爲ニ精神病ノ數ヲ増育スルニ足レリ未タ精細ナル國志《スタチスチック》ノ之ヲ徵スヘキ者ナシト雖モ世代ヲ經テ精神漸ク發達スルニ從ヒ其病モ共ニ増育シ目今開化ノ度ニ在テハ狂病ハ必ス贖フヘキノ罰銀タリト謂フモ亦信ナリ

英國及ヒ威爾斯中狂人ノ總員千八百五十九年ニ於テハ三万六千七百六十二人ナリシカ六十九年ニ至テハ五万三千百七十七人ナリシ之ヲ住民ノ數ニ比スレハ五百三十六ト一トノ比例ヨリ四百十一ト一トノ比例ニ昇リシナリ又法國ニ於テハ其住民トノ比例千八百五十一年ニハ七百九十六ト一トノ如ク六十一年ニ至テハ四百四十四ト一トノ如クナリシ兩國ニ於テ如此ク其數ヲ増加セシ所以ノ者ハ狂人ヲ待遇スル事ノ漸ク嚴密ナルカ故ナリ

〔男女〕壹氏及「ハスラム」氏曾テ言ヘル事アリ狂病ハ男類中ニ於ルヨリモ女流ノ中ニ稍數多ナリト然レ共方今一般ニ信スル所ハ全ク之ニ反ス學士「タルナム」氏此病ノ婦人ヨリ男子ニ夥キ事ヲ定言シ學士「ジャルウィス」氏モ亦各國志ヲ考察シ同一ノ事ヲ決セリ然レ共輓今ニ至リ遺傳ノ狂病ニ罹ルハ男子ヨリモ婦人ニ多キ事ヲ録載セリ且懐胎分娩及ヒ月經ノ機能更年期ノ變動ハ婦女ヲメ精神ノ平均ヲ破ラシムル者ニメ素因之ニ加ハル事アレハ殊ニ然リトス然レ共男子ニ於テハ尚之ヨリ甚キ者アリ名利ノ競争以テ精神ヲ驅役シ飲食其他ノ節制度ヲ失フ事更ニ多シ且婦人ノ全身麻痺ニ陥ル者ハ甚タ稀ナリ蓋シ男子若クハ女子孰レニ多キカ未タ確切ナラスト雖モ畢竟其差異僅小ナルノミ」

〔年齢〕各般ノ狂症全身麻痺ヲ除クノ他ハ幼稚ニメ之ヲ發スル事アレ共婚期ニ達スルノ前ハ甚稀ナリ十六歳ヨリ二十五歳ノ間ハ稍多シト雖モ身心ノ發育完全ノ際即チ二十五歳至四十五歳ノ間ハ就中多シトス病原ニ感觸スル事多ケレハナリ婦人ハ更年期ニ於テ内部ノ變動ヲ生シ以テ四十歳至五十歳ノ間ニ此病ヲ發セシムル事多シ

男子ニ於テハ五十歳至六十歳ノ際ニ更年期アルカ如ク此時ニ方テ發狂スル事アリ例之ハ全然タル失神ニ陥ラントスルノ老人ニシテ妄想ノ習慣ニ蔽ハレ慾火煽動ノ爲ニ既ニ廢絶セル生殖機能ヲ戯弄セラレ密ニ妾ヲ蓄ヘ或ハ徒ニ結婚ヲ議スル者アリ嬰兒幼稚ノ時ハ徳行的及ヒ智力的ノ痴呆若クハ愚鈍ヲ見ル事最モ多ク婚期ヲ過クルノ後ハ癲狂ヲ發シ其後ハ鬱憂ヲ生シ老境ニ至テハ老體狂ヲ起スヲ常トス全身麻痺ハ三十歳前ニ稀ニ〆三十歳ヨリ五十歳ノ際ハ之ニ罹リ易キノ年齢トス

〔職業〕從來此途ヲ以テ集メタル所ノ國志一モ其用ニ適スルモノナシ孰レノ工藝或ハ孰レノ商買カ能ク此病ヲ致シ易キヤト云フハ畢竟某ノ業ニ從事スル者ハ平素廉節ナルヤ或ハ放逸ナルヤヲ問フニ過キサルノミ然レ共概〆之ヲ論スル時ハ心ヲ勞スル者ハ力ヲ役スル者ヨリモ精神ノ病ニ罹リ易ク且一旦之ニ罹ル時ハ挽回シ易カラス女教師ハ他人ニ比スレハ狂病ニ陥ル事多シト云フノ説アレ共確證ナク且其據ル所ヲ謬ル者ト謂フヘシ「ベトレヘム」狂院ニ女教師ノ人院セシ

事十年中百十人ノ多キニ至レリ是レ其説ノ由テ起ル所以ナリト雖モ此狂院ハ特ニ女教師ノ類ノ爲ニ設ケシ所ナルカ故ニ如斯キノ多キヲ致セシナリ此院ニ入ル時ハ費用大ナルカ故ニ貪窶ノ人ニアラサルモ尚看護治療ノ費ヲ償フ能ハス

他事ヲ論セサレハ狂病ノ比例ハ既婚ノ者ヨリモ未婚ノ者ニ多キ事確然タリ

〔素因〕二親ヨリ受ル所ノ遺質ハ之ノミヲ以テ能ク精神錯亂ノ素因トナル事アリ或ハ早年教育ノ情狀之ヲ扶クルカ爲ニ其素因ヲ醸ス事アリ或人ニ在テハ狂性禀賦（Insane tem-Perament）ト名クヘキノ質動モスレハ本病ニ變スヘキノ神經質即チ素質ヲ謂フナリヲ有スル事毫モ疑フヘカラス此類ノ者ハ他人ノ爲サヽル感動ヲ起シ突然奇異ノ情欲ヲ發シ怪異ノ念慮偏癖ノ行爲ヲナシ且其容貌擧止ニ於テ不良ノ遺質ヲ顯ハス者稀ナリトセス則チ嘗テ「ウヰリス」氏ノ所謂痙攣素質（Diathesis spasmodica）ナル者是ナリ其神經ノ體質鈍敏虛弱ニ〆現ニ病ニ罹ラサルモ其基質既ニ能ク備ハレル者ナリ狂病中眞ノ遺傳毒ヲ査出スヘキ者ノ比例ニ至テハ諸家一定ノ説ナシ「モロウ」氏ノ如キハ十分九ノ高キニ置キ他人ハ十分一ノ低キニ位セシム最モ精細ナル考

索ニ據レハ半分ノ多キニ至ラサルモ四分ノ一ヨリ少カラス而メ講究益精密ナレハ随テ其比例ヲ増ス事毫モ疑ナシ尋常營生ノ事業ニ堪ル事能ハサルカ或ハ成丁發育ノ如キ天然生理的ノ機能ヲ遂クル事能ハサル者ハ必ス神經元質ニ生來ノ虚弱ヲ具フル事昭カナリ遺傳ノ素因ニ強弱ノ差等アル事ハ能ク銘心セン事ヲ要ス其弱キ者ハ多少有力ナル他ノ誘因ヲ助クルニ過キスト雖モ其強キ者ニ至テハ外部ノ形情最モ宜キヲ得ルモ尚其素因ノミヲ以テ此病ヲ發スルニ足レリ狂質ヲ子孫ニ傳ルヤ啻ニ父母ノ狂病ノミナラス一二ノ神經病癲癇中酒症歇私的里亞加之神經痛モ亦然リト之ニ反メ兩親ノ狂病却テ子孫ニ他ノ神經病素因ヲ遺ス事アリ酩酊メ暫時放心スルノ際ニ寢ヲ同フスルト近親ノ婚媾過多ナルトハ子孫ニ狂病素因ヲ遺スノ原由タル事能ク人ノ知ル所ナリ「ルーゴル」氏及ヒ斯古路埵《スタルーデル》、爾般《ファン》、徳爾《デル》、格爾克《コルク》氏等ハ父母ノ腺病其生兒ノ發狂素因トナルヘキ事ヲ保セリ果メ其言ノ如クナルト否ラサルトヲ問ハス世代ヲ經テ病性ノ必ス變換スルハ疑ナキ所ニメ且後來講究ヲ要スルノ旨趣タル事明カナリ狂病ハ父ニ比スレハ母ヨリ遺傳スル事多ク母ノ女兒ニ傳ル事男子ヨリモ多シ是レ壹氏及ヒ倍爾拉日爾《ベイルラーゼル》氏ノ觀察保證セシ所ナリ父母發狂スルノ前ニ生レタル子ハ既ニ發病セシ后ニ生ルヽ者ニ比スレハ素因ヲ受ル事少シ

教育、其宜キヲ得サレハ先天ノ惡質ヲ增長セシムヘシ両親ヨリ其兒ニ不良ノ質ヲ傳ルノミナラス醜惡ノ儀範ヲ見聞セシムルニ由リ幼稚敏捷ナルノ時及ヒ其發育ノ方向生涯ニ關スルノ期ニ方テ蠢愚ノ教導ヲ授ルトニ由テ益其不良ヲ增育セシムル事アリ又生來不良ノ質ナキモ夙ニ成人セン事ヲ欲シ强テ助長スル時ハ之カ爲ニ害ヲ招キ後來ノ病種ヲ植ル事少カラス父母其子ヲ教育スルニ殘酷ニ〆且其法ヲ得サル時ハ其感動ヲ抑制シ其慈愛ヲ遏絶シ病的自憂ノ境ニ導キ悠々虚想ノ域ニ迷ハシム又蠢然怠惰ニ〆教ナキ時ハ節操克己ノ要道ハ一モ學フ事能ハス両者共ニ其宜キヲ得サル事論ヲ竢タスト雖モ甲ノ害ヲ生スル却テ乙ヨリモ甚キ事アリ之ニ反〆養育善良教導眞正ナル時ハ狂病ノ素因アルモ能ク之ヲ制剋シ殆ト其害ヲ免レシムル事決〆疑ヲ容レス然レ共斯子ヲ産スルノ親ニ〆斯善良ノ教育

ニ適スル者ハ甚タ少シ豈慨嘆ノ至ナラスヤ

乙　誘因

所謂無形因ノ有形因ヨリ數多ナル事ハ一般ノ定論ナリ然レ共普ク之ヲ信スルニ非ス比《ピ》涅《子》爾《ル》氏ハ其無形因ニ原ク者ヲ以テ二倍トナシ壹氏ハ四倍トセリ耆《ギ》斯《イス》蘭《ラン》氏ハ狂病百分中六十六巴《パ》爾《ル》沙《シャツ》百《ペ》氏ハ其六十七ヲ此因ニ歸セリ智力ヲ勞役スル事劇甚ナルモ感動之ニ交ラサレハ依テ以テ精神錯亂ヲ生スルノ道ニアラス心ノ勞ハ却テ壽ヲ長フシ精神ヲ健康ナラシム之ニ反メ感動深クメ衆情交逼ル時ハ心ヲ動ス事最モ多ク随テ其恒心ヲ害スル事最モ大ナリ茲ニ於テカ精神ノ錯亂ヲ生シ來ルナリ就中抑鬱的ノ情ハ其最モ有力ナル者ナリ即チ宗教上ノ焦思悲哀失寵失望嫉妬重要ノ自愛ヲ損フ事責任ニ堪ヘサルノ痛苦其他如此キノ激動苦慮ハ其力猛烈ニメ最モ恒心ヲ失ヒ易シ某ノ目的某ノ物件ヲ思念シ眷戀シ或ハ之ヲ願望シ鍾心ノ久キ終ニ之ト定了ノ關渉ヲ生シ恰モ精神ノ一分タルカ如キノ時ニ方テ突然不意ノ變ヲ生シ多年ノ宿望全ク瓦解スル事アレハ最モ狂病ヲ發シ易シ何トナレハ

精神漸々其變ニ慣レスメ忽然身外ノ大變ニ遇フカ如ク堅牢ノ恒心ヲ危フスル者他ニ之ナケレハナリ偶然ノ大變事ニ際スルカ或ハ困厄甚キ時ニ臨テハ極テ剛毅ノ心ヲモ一時動サヽル事ナク懦弱ノ精神ハ全ク轉覆スル事アルモ亦之ニ由ルナリ而メ剛毅ノ心ハ暫時ニメ復故シ自家ト新象トノ間ニ再ヒ權衡ヲ得セシムト雖モ懦弱ノ精神ハ之ヲ爲ス能ハサルナリ然リト雖モ愉悦ノ情ヨリメ發狂スルハ甚タ稀ナリ例之ハ志氣高聳ナルカ或ハ宗教ヲ以テ人ニ矜ルカ或ハ自重浮華ニメ變化常ナキカ如キ濶達ノ情ヨリメ精神ノ錯亂ヲ誘發スル事アルモ痛楚ノ情ニ於ルカ如ク直ニ發病ノ因トナル事ナク又陰ニ形器ヲ損害シ以テ發狂セシムル事ナシ唯漸々其力ヲ顯シ次第ニ固有ノ惡質ヲ増育スルノミ

精神擾亂ノ原因中ニ於テ無形ノ因ト云フヨリハ他ニ名狀シ難シト雖モ實ハ有形的ノ形情ヨリ生スル一種ノ原因アリ即チ成丁及笄ノ期ニ達シ生殖器ノ發育スルカ爲ニ生スル精神擾亂ノ因是ナリ此際生殖器ノ交感ニ由テ精神ノ情狀一變ス「ゴイテ」氏適切ニ其情狀ヲ述テ曰ク春情覺メ來リテ之ニ衣スルニ心ノ容ヲ以テ

シ不得已ノ心緒生シ來リテ之ニ衣スルニ春情ノ幻像ヲ以テスト（蓋シ其意ニ云ク從來會テナキ所ノ春情初テ萌生〆精神ノ一部ヲナシ隨テ動キ來ル所ノ急切已ムヘカラサルノ心緒ハ皆春情ヲ表スル者ナリ）此時期ニ方テ德行大ニ擾亂スルハ精神ノ權衡ヲ動スヘキ原由ニ〆其危キ事外部ノ因ニ由テ生スル者ト同一般タリ而〆兼テ遺傳ノ素因ヲ具フル事アレハ他ノ助因ナキモ狂病ヲ誘發スルニ足レリ無形ノ因中節制度ナキヲ以テ其巨擘トス直ニ狂病ヲ發スルノ原トナルノミナラス放逸過度ニ〆擧止不整ナル時ハ情緒動キ易ク之ニ由テ陰ニ病原ヲ釀ス事アリ阿片印度大麻及ヒ他ノ迷朦物ハ一時精神ノ變常ヲ生スル事彰著ナルノミナラス妄用久シケレハ終ニ恒久ノ狂亂ヲ誘發ス又男子ノ手婬ハ厭フヘキ一異ノ狂狀ヲ發スル原因ナリ其初期自感自想ニ過キ懶惰ニ〆翻覆常ナク德行大ニ擾亂シ其終期ニ至テハ智力失耗シ夜間幻想ヲ生シ自盡害人ノ意ヲ起スヲ以テ其徵トス癲癇ノ後極テ危劇ノ癲狂ヲ續發スル事アリ又其經過長キ時ハ記力ヲ失ヒ一般ノ智力ヲ損スル事アリ或ハ癲癇發作ノ先驅トナリ若クハ之ニ代テ癲狂ヲ發スル事アリ或ハ哀ムヘキ德行的ノ狂狀ヲ顯シ定時ノ發作アリテ假性癲癇數月ノ後初テ眞ノ癲癇的

搐搦ヲ發スル者アリ」歇私的里亞症轉〆狂病トナル事アリ急性癲狂的ノ興奮尋常ノ歇私的里性搐搦ト合發スル事アリ或ハ之ニ替テ發スル事アリ其症タル不安甚ク談話急卒ニ〆亂雜ナレ共語氣全ク不合ナルニアラス其言時アリテ婬戲ニ渉ルモ明ニ自知ノ心ヲ失ハス笑談吟歌品行違常ナルモ尚多少ノ條理アリテ眞ニ我意ニ任セテ之ヲナスニ非ス又通常ノ歇私的里亞症候漸々慢性ノ狂病ニ轉スル事アリ歇私的里亞ノ症狀其變化常ナキ者ニ於テハ心意ノ力ヲ失フヲ以テ其固有ノ症候トス心意其力ヲ失フ時ハ知覺違常運動失序シ且必ス多少德行ノ違常ヲ兼ル者ナリ德行ノ違常漸ク增盛スレハ終ニ他ノ症候ヲ壓倒スルニ至ル則チ患者益克已ノ力ヲ失ヒ自己ノ疾患ヲ臆想シテ自ヲ奇異ノ病ニ罹ルト思ヒ或ハ之ヲ佯作シ或ハ不可思議ノ妄想ヲ固守シ漸々他人ノ忠告掌理ヲ意トセス終ニハ之ヲ厭テ堪ル能ハサルニ至ル此時ニ方テ忽然心情ニ迫ル事アレハ癲狂ヲ發セサル事稀ナリ殊ニ月經期ニ於テ然リトス此患者時アリテハ擧止艷容ヲ顯ハス者アリ
智力運動共ニ多少鈍ク〆愚鈍ノ觀ヲ呈スレハ舞踏病普通ノ症候ナリ而〆劇甚ノ

惑亂《デリリウム》即チ癲狂ヲ兼ル者アリ然レ共予カ信スル所ヲ以テスレハ此他小兒ノ患フル所ニメ運動ノ失序ナク眞ノ舞踊病的癲狂ト名クヘキ一症アリ是レ尋常ノ運動惑亂ナク之ニ反メ思慮眞ニ惑亂スル者ナリ其惑亂ノ思慮知ラス識ラス發スル者ニメ全ク心思不合ノ性ヲ顯ハス事甚タ著明ナル者ナリ而メ幻想及ヒ全身知覺機ノ違常失亡ハ其惑亂ニ合發スルヲ常トス

全身及ヒ局部ノ慢性病精神病ノ原因トナル者少カラス貧血症ハ他ノ神經病ノ原タルカ如ク此病ニ於ルモ亦貴重ノ原因ナリ許多ノ欲私的里性狂症及ヒ授乳ノ際ニ發スル陰性狂症ノ如キハ貧血ト相關スルモノナリ分娩ノ際忽然多量ノ血液ヲ失ヒ之カ爲ニ貧血ヲ生スル時ハ産後狂ノ因トナルヘシ黴毒ノ神經元質ヲ害スルハ方今人ノ知ル所ニメ晩今ニ至リ失神ノ一劇症ヲ以テ黴毒性ノ滲漏ニ由ル者トナセリ其液腦面或ハ腦内ニアリテ或ハ限局シ或ハ散溢セリ結核病屢精神病ト合併スル事アリ狂院ニ於テ死セシ者ノ四分一ハ肺勞ニ原ケリト云フ又判然タル鬱憂症ニメ失神ノ性ヲ擬スル者ハ之ニ肺勞狂ノ名ヲ命セリ皮膚病ノ消散或ハ習癖排泄ノ閉止ヨリ癲狂或ハ鬱

憂病ヲ繼發スルハ古來人ノ知ル所ニ〆痛風《ゴウト》ノ内陷ニ由テ癲狂ヲ發セシ者其例少カラス（所謂轉徒狂是ナリ）局處病中狂病ヲ起シ易キ者ハ心臟病ヲ以テ最モ多シトス維也納ノ狂院ニ於テ病屍ヲ解體セシ者六百二人ノ内八分一ハ心臟ニ病アルヲ目撃セリ其内亦極テ輕易ナル者アリ腹部ノ疾患時アリテハ鬱憂病純正ノ原因タル事アリ就中婦人生殖器ノ病ハ常ニ其因ノ高位ニ居ル者ナリ閉經ニ繼テ癲狂ヲ發シ月經再ヒ來テ癲狂亦恢復セシ事アリ然レ共狂性兇猛ノ發作或ハ自盡殺人ノ暴動月經期ニ方テ發セシ事アリ是レ共ニ確實ナル所ナリ斯古路埡爾氏曾テ深重ナル鬱憂ノ一患者ヲ療セリ此患者兼テ子宮脱ニ罹リシカ子宮故ニ復〆鬱憂症モ亦直ニ消散セリ「フレムミング」氏モ亦同シク子宮栓ノミヲ以テ鬱憂ノ二症ヲ療セシニ其一症ハ子宮栓ヲ除去スレハ鬱憂ノ症必ス整然ト〆再發セリト云ヘリ予モ亦二年來ノ劇キ鬱憂家子宮脱ヲ治スルノ後全ク恢復セシ者ヲ目撃セリ又一婦人懐妊毎ニ必ス發狂セシ事ヲ録セリ之ニ反〆懐妊ノ際狂病消除〆患者其間ノミ正然タリシ者アリ是レ者氏及ヒ額理聖額爾《グリーシンゲル》氏ノ各自ニ論載セシ所ナリ

産後狂ノ名ヲ以テ屢三種ノ症ヲ混同スル事アリ則チ懐胎狂本眞産後狂及ヒ授乳狂是ナリ甲ト丙トハ通常著明ノ鬱憂症アリテ自盡ノ癖アリ乙ハ急性癲狂ニ似テ心思不合ナル者ナリ

婦人ノ生機一變スルノ際ニ方テ稀ニ發スル所ノ狂病ハ常ニ深重ノ鬱憂症ニメ極テ迂濶ノ妄想ヲ兼ル者ナリ

窒扶斯熱窒扶斯様熱急性發疹病急性僂麻質斯及ヒ肺炎ノ如キ急性熱症ニ罹ルノ後狂病ヲ繼發スル事アリ然ル時ハ急性失神ノ狀ヲ顯ハス者アリ或ハ神經哀憊ノ爲ニ緩性ナル譫妄ヲ發シ數日ニメ恢復スル者アリ或ハ漸ク慢性頑固ノ症ニ轉スル者アリ遺傳ヲ有スル者ハ殊ニ然リトス或ハ急性ニメ一旦治癒ストモ雖モ而後性情ニ著明ノ變ヲ貽シ遂ニ慢性狂病ニ陷ル事頭顱ノ損傷後ニ於ルカ如キ者アリ

頭顱ノ損害直ニ惡症ヲ繼發シ來ラサルモ後來不治ノ狂病ヲ誘發スル事アリ損害ノ爲ニ腦ノ皮層ヲ變質セシムルニ由ル又大陽ノ酷熱ヲ冒スカ爲ニ非常ニ腦ノ中樞ヲ害スル事アリ急性ノ充血及ヒ水腫ヲ起スニ由ルト云ヒ或ハ神經元質ヲ過度

ニ刺戟シ次テ脱衰セシムルニ由ルト云フ乙ノ説信ニ近シ（所謂創傷狂是ナリ）脳ノ膿瘍瘤腫「シスチセルクス」（含水嚢虫ノ一種ニメ尾端ニ小胞ヲ有スル者ナリ）及ヒ溢血ハ直ニ精神ノ變常ヲ起サヽルノミナラス全ク害ナキ事アリ如此ク直ニ障害ヲ生スル事ナキモ交感的ノ作用ニ由テ陰ニ害ヲ醸スニ似タリ博士「ゲルハルド」氏精神ノ錯亂「ヱムボリスム」初期ノ症候ニメ終ニ麻痺ノ症ニ陥リシ一症ヲ論セリ「マイヱル」氏ハ緩慢結核性ノ脳膜炎ヨリ精神變常ヲ生セシ所ノ一症ヲ載セリ又神經末梢ノ損害ニ由テ狂病ヲ發スル事破傷風《テタヌス》ニ於ルカ如キ者アリ又脊髓ヨリ障害ヲ波及シ此病ヲ起セシ者アリ是レ學士「ダルウヰン」氏ノ久來觀察セシ所ニメ最モ注意スヘキノ症ナリ

以上擧クル所ノ者皆狂病ノ原因タラサルハナシ然レ共單ニ獨一ノ因ニ由テ病ヲ潑スルノ甚タ稀ナル事ハ明ニ曉知セン事ヲ要ス其因多クハ遺傳ノ素因ト共ニ働クニ非レハ不良ノ効驗ヲ生スルモノナク又潛伏ノ遺毒モ有形的或ハ無形的ノ不良ノ景情アリテ協力スルニ非レハ幸ニメ醒覺セサル事ヲ得ヘシ又先天ノ遺毒ヲ

有スル者身心ノ大變ニ際セハ外景ヨリ起ルト内因婚期懷胎更年期ノ如シヨリ生スルトヲ問ハス精神健全ノ權衡ヲ害スル事疑ナシ

第四章　各類症候ヲ論ス

精神病諸類ノ症候ヲ一目セハ彰著ナル二箇ノ類別アルヲ見ルヘシ其一ハ感動ノ様法即チ情ノ運用主トメ乖錯スル者或ハ専ラ此運用ノミ變スル所ノ諸症ニメ全感動ノ慣習ト所遇ノ事物ニ感スルノ様トヲ全ク變スル者ナリ其二ハ思慮ノ様法即チ智ノ運用錯亂スルノ諸症是ナリ尚細ニ其症候ヲ撿閲セハ情ノ乖錯其基原ニメ智ノ錯亂ハ大抵之ニ次テ發シ甲ノ經過中乙之ヲ助ケ乙去ルノ後モ甲ハ尚稽留スル事アルヲ見ル由是觀之レハ壹氏ノ説明實ニ其當ヲ得タリト謂フヘシ其言ニ曰ク德行放逸ナルハ精神錯亂ノ確徴ナリト又曰ク幻想ノ痕跡ハ得テ見ルヘカラサルノ狂人アリト雖モ情緒及ヒ德義上ノ感動ハ乖錯破壞セサル者ナシ予曾テ此範圍ヲ出ル者ヲ見シ事ナシト此經驗ハ諸家ノ觀察ト全ク相一致シ又精神學ノ原理ト符合セリ夫レ各人各異ノ眞性ヲ顯ス者ハ感動ニメ感動深キ時ハ則チ行爲

ノ意ヲ生ス而メ智ハ之ヲ誘導シ之ヲ管理スル者ニ過キス故ニ情ノ運用ニ乖錯スル所アレハ極テ内部ノ性質ニ本原ノ障害アルヲ見ルヘシ而メ智ノ障害ハ多ク言語ニ顯ハレ情ノ變常ハ多ク行爲ニ現ハルヽ者ナリ惑ハ狂病ノ確徴トメ必ス妄想ヲ要スル者アリ是レ極テ危重ナル精神ノ病ヲ知ラサル者ト謂フヘシ

其一　鬱憂症

抑鬱悽慘ノ情深痛ナルヲ以テ此症ノ本體トス即チ精神ノ一大苦患ナリ其患者身外事物ニ接スルノ感動皆乖錯シ奇異非常ノ變ヲ訴フル者ナリ則チ當然歡フヘキノ事或ハ輕易ノ事件ニ接スルモ苦感ヲ起シ朋友親戚ヲ憂慮シ或ハ之ヲ厭惡シ或ハ其注意ヲ狐疑シ自ラ孤立スルカ如ク思ヒ己ノ事務ヲ勉ル能ハス交友ヲ避ケ隱逸ヲ求メ懶惰ニメ臥蓐ヲ好ミ其悒悶ヲ訴フルヤ或ハ喃々痛楚ヲ嘆シ甚キハ泣哭スルニ至ル者アリ或ハ絶エス姿態ヲ以テ悽慘ノ情ヲ表シ甚キハ兇猛躁擾ノ行爲ニ於テ之ヲ現ハス者アリ總テ此間ハ未タ妄想ヲ懐ク事ナシ故ニ自ラ其身心ノ常ナラサルヲ知テ之ヲ悲ミ勉テ之ヲ蔽ハントシ或ハ之ニ敵セントス欲スル事アリ然レ

共病勢漸ク進ムニ從ヒ漸ク本心ヲ失ヒ漸ク外事ヲ意トセス或ハ之ヲ狐疑シ終ニハ全ク其病ニ服從スルニ至ル玆ニ於テカ廣漠無形ナリシ所ノ沈鬱ノ情凝テ一塊ノ意思ヲ結フヲ常トス即チ一定了ノ妄想ニ變スルナリ今ヤ恰モ妄想ヲ以テ其憂情ヲ表スル者ノ如シ則チ患者自ラ以爲ク嘗テ大法ヲ犯セリ故ニ縊架ニ死セサルヲ得スト親戚ノ幸榮ヲ害セリト惡鬼アリ己ヲ迷スト魔術或ハ磁氣ヲ以テ迫テ堅執猛惡ノ害ニ陷ラシムト嘗テ瀆フヘカラサルノ天罪ヲ犯セリ故ニ永ク其罰ヲ蒙ルト然リ而メ妄想ハ悽慘タル感動ノ原ニアラス却テ其感動ヨリ生シ來ル者ナリ其妄想ノ情狀ハ患者教育ノ度ニ應メ異ナリ又當時ニ行ハルヽ國政社會或ハ宗教ノ論說ニ從テ同シカラス無學ノ輩ハ其原ヲ覡婆或ハ惡鬼ノ所爲ニ歸シ稍學識アル者ハ磁氣若クハ政黨ノ所爲ニ歸ス某症ニ在テハ劇甚ノ憂慮ト輕易ノ妄想ト其輕重ノ全ク相異ル事實ニ驚クヘキ者アリ妄想ヲ以テ憂慮ヲ表スルニハ甚タ不相當ナル者ナリ例之ハ犯罪ヲ以テ悒悶スル所ノ患者ニメ一盞ノ麥酒ヲ飲ミシカ爲ナリト主張シ或ハ當ニ祈願スヘキヲ却テ咒咀セシカ爲ナリト云フカ如シ實ハ飲酒呪咀ノ事アルニアラス又患者自ラ永遠無限ノ悽慘ニ陷ル事ヲ信

スルモ其本原ハ妄想ニ非スメ情ノ變常ニアルナリ實ニ適切定了ノ思慮アリテ永遠無限ヲ想像スルニアラス然ルニ永遠受罰ノ妄想ヲ發スル者ハ名狀スヘカラサル眞ノ疾患ヲ試ニ訴ントスルニ過キサルノミ一定ノ妄想生シ來ルノ後ハ鬱憂的苦患ノ減退スル事甚タ著明ナル者アリ是レ紛々タル滿心悽慘ノ情一定ノ病的作用ニ變スル者ト謂フヘシ而メ其妄想進動セス退テ安靜ナル時ハ恰モ健全ノ心思深ク睡ルカ如シ患者稍舒暢ノ狀ヲ呈ス此患者ハ通常自盡ノ心ヲ動カス者ナリ故ニ其然ルヘキヲ忘ルヘカラス自殺ヲ謀リシ狂人五十一人中二十八人ハ鬱憂症ノ患者ナリシ事アリ以テ其多キヲ見ルニ足レリ

精神ニ多般ノ疾患アルカ如ク鬱憂症ニモ亦數樣ノ症狀アリ患者鬱々トメ樂マサルト其疾患ヲ憂ルノ甚キトヲ以テ此諸症ノ本性トス其憂ルノ甚キヨリ惡鬼或ハ他人ニ由テ抑制セラルヽト思ヒ或ハ己ノ犯罪ニ由テ救者ヲ失ヒシ等ノ妄想ヲ起シ來ル者アリ故ニ偶然發シ來ル所ノ妄想ノ狀ヲ以テ此症ヲ分類スルハ甚タ妥當ナラス別ニ判然著明ナル二類ヲ分別スルヲ得ヘシ其一ハ一定ノ妄想ヲ有スル者

ニメ之ヲ悒悶症（Lypemania）ト謂ヒ其二ハ恐怖スヘキ一定ノ原因ナシト雖モ總テ萬般ノ事物ヲ懼ルヽ者ニメ之ヲ恐怖症（Pantophobia）ト謂フ

〔依剌昆垤兒性鬱憂症〕ハ鬱憂的症候ノ最モ緩ニメ最モ堅執ナル者ナリ其苦患体病ヲ患フルノ太過ナルト其危害ヲ慮ルノ過甚ナルトヨリ生ス通常某ノ病的感覺ハ形器ニ其實因アリテ起ル者ニメ或ハ全知覺不正ナル事アリ或ハ一知覺ノミニ限ル事アリ患者常ニ鬱々トメ苦慮シ不正ノ感覺ヲ訴ヘ心ヲ盡メ之ヲ守リ之ヲ究ム自ラ以爲ク心臓跳動シ翳膜眼ヲ遮リ頭中亦奇異ノ知覺アリト脉ヲ切シ舌ヲ診シ排泄ヲ察スルニ一トメ健全ナル者ナシ而メ疾病ニ關セサルノ事ニ至テハ彷徨懈惰毫モ意トセサルヲ常トス然レ共悒悶絶望ノ意ヲ劇發スル事アレハ自守ノ全力ヲ一掃シ去リ自盡或ハ殺人ノ暴動ヲ起スニ至ル事アリ病的感動ノ爲ニ蔽ハレサル所ノ諸事ヲ以テ論セハ其智力一般健全ナリト雖モ尚其感動ノ爲ニ侵サレサルヲ得ス故ニ依剌昆垤兒性鬱憂ノ患者自殺シ或ハ他ヲ害スル事稀ナリト雖モ全ク之ヲ爲サヽルニ非ス「ソーメルセット」狂院ノ一患者硝子ヲ以テ自ラ割腹シ

其風氣ヲ出サンカ爲ニ小腸ヲ拉出セシ者アリ此症タル輕易ノ症ヨリ漸々遷テ重大ノ症ニ至ルマテ幾般ノ差等アリ其危重ナル者ニ至テハ不正ノ知覺太甚乖錯ナルノミナラス其病ヲ無根ノ妄因ニ歸シ胃中ニ蛇アリト謂ヒ神經ニ電氣ヲ通スト謂ヒ甚キハ下肢ヲ硝子ヨリ成ルト思ヒ体ヲ牛酪トシ或ハ豺狼ニ變身セリト考フルニ至ル如斯ク病勢漸ク進ム時ハ依剥昆埡兒性ノ症眞ノ鬱憂症ニ變スル事疑ヲ容レス

〔更年期狂〕ハ深沈憂愁ノ狀ヲ呈シ兼テ悠々廣漠ノ妄想ヲ懷クヲ常トス則チ世界火炎ノ中ニ在リ世界轉覆セリ萬物皆變セリ怕ルヘク解スヘカラサルノ災害生シ來レリ或ハ将ニ來ラントストト思想スルカ如シ其容貌驚愕慌忙ノ狀ヲ顯ス或症ニ在テハ暫時ノ興奮發作ニ由テ憂色ヲ破ル事アリ其發作ハ通常月經期ニ方テ發スル者ニメ月經止ムモ尚暫時稽留スル事アリ

〔歇私的里性鬱憂症〕少女ニ於テ稀ニ見ル所ノ奇異ノ鬱憂症ニメ歇私的里亞ニ類似スル者ナリ蓋シ生殖器發育ノ際ニ方テ發スルニ似タリ或ハ稍後レテ發スル

者アリ療法宜キヲ得レハ危險ニ至ラスメ治ス其經過中抑鬱ノ時期アリテ甚キハ偶然涕泣スル事アリ又之ニ替ルニ興奮ノ時期アリ殊ニ月經期ニ於テ然リトス工事ヲ厭ヒ當然ノ遊戲ヲ嬉ハス何等ノ努力ヲモ欲セス擧止定リナク忽チ乖戻横逆ノ事ヲ行フアリ天然ノ情鈍キカ如ク或ハ廢絶スルニ似タリ故ニ平素最モ親愛スヘキ者ヲ害迫シ以テ樂トス一定ノ妄想ナシト雖モ無根ノ狐疑或ハ恐怖ヲ起シ不定ノ病的幻想ヲ生ス慢性ニ變シタル症ニ於テハ春情ニ原クノ妄想ヲ起シ貞潔ノ處女ニメ己ノ懐胎タルヲ想像シ或ハ嘗テ兒ヲ産セリト思フ者アリ

〔懐胎狂〕ハ彰著ナル鬱憂症ノ確徵アリテ自盡ノ意ヲ兼ルヲ常トス或ハ輕度ノ精神懦弱即チ失神ノ症ヲ合併スル事アリ然レ共他症ニ在テハ甚キ德行ノ乖錯ヲ現ハシ刺戟物ヲ欲シテ制剋スル事能ハサル者アリ是レ盖シ受胎ノ初期既ニ患フル所ノ怪異ノ嗜欲急卒ノ性及ヒ恐怖ノ劇甚ナル者トメ考フヘキナリ

〔授乳狂〕ハ陰性ノ鬱憂症ニメ斷然タル自盡ノ意ヲ兼ル事屢之アリ其發スルノ時ヲ以テ考フレハ兒ノ哺乳久シケレハ益之ヲ發シ易キニ似タリ

凡ソ鬱憂症ニ於テハ知覺機能甚ク侵サルヽヲ常トス皮膚ノ知覺一般ニ減スル者アリ或ハ全ク局處ノ知覺ヲ失フ者アリ心部ニ苦悶ヲ訴ヘ腹部ニ奇異ノ感覺ヲ生ス是レ内臟ノ知覺機乖錯スルノ證ナリ如斯キ不正ノ知覺精神ノ紛擾苦悩ニ關スル事アリ其狀恰モ癲癇發作ノ前ニ方テ微風ヲ覺ルカ如シ五官ノ錯知幻想ヲ顯ハス事少カラス則チ患者身邊ニ惡鬼ヲ視室内ニ屍臭アルヲ感シ食中ニ毒味ヲ覺エ己ヲ誇リ己ヲ罵ルノ聲ヲ聽キ或ハ上帝ヲ畏敬セサルノ念ヲ動カサシメ暴動ヲ挑唆スルカ如キノ言ヲ聽キ之カ爲ニ亞伯拉罕《アブラハム》ニ倣テ燔祭スル事アルヘシ（蓋シ挑唆ノ言ニ由テ却テ益畏敬ノ心ヲ固フシ其子ヲ献祭メ以テ其衷情ヲ表セント欲スルナリ亞伯拉罕ノ事ハ舊約全書創世記第二十二章ニ見エタリ）

物ナキニ視聲ナキニ聽クカ如ク凡テ外界ニ存セサル者ヲ感覺スル之ヲ幻想、（Hallucination）ト云ヒ感覺ノ情狀皆其正ヲ謬リ實物ト符合セサル者之ヲ錯知、（Illusion）ト云ヒ實ニ外界ニ存スル者ヲ感覺スト雖モ其性質關係ヲ考察スル事尋常人意ノ外ニ出テ毫モ條理ニ合ハサル者之ヲ狂性感覺即チ妄想、（Insane conception or Delusion）ト云フ此症ニ於テハ体ノ滋養モ亦一般減衰スルヲ常トス然レ共外見ノ大患ニ比スレハ滋養ノ障害甚タ少キ事實ニ驚クヘキ者アリ設シ此機能ヲ害スル時ハ消化不良ニ〆頑固ノ便秘ヲ起シ皮膚鮮色ヲ失ヒ淡黄ニ〆乾燥粗澁體熱低ク〆四肢厥冷シ呼吸緩除ニ〆呻吟マヽ長歎ノ聲ヲ交ユ脈軟弱時アリテ甚タ緩慢或ハ間歇スル事アリ月經不整或ハ閉止ス睡眠常ニ不足ニ〆起來爽然ノ氣ヲ得ル亦少シ然レ共患者實ニ睡ルモ不眠ヲ訴フルノ癖ナキニ非ス食物ヲ嫌フハ一般ノ症ニ〆甚タ堅執ナル事アリ是レ食思缺乏ヨリハ他ニ其原因アルナリ其原タル中毒ヲ恐ルヽニ由リ腸ヲ糊封スルカ如ク思フニ由リ餓死ヲ企ルニ由リ或ハ天ヨリ絶食ヲ命スト思想スルニ由リ或ハ單ニ我意ノ堅執ナルニ由ル者アリ

鬱憂患者ノ行爲ハ其思慮感動ノ性狀ニ應スル者ニ〆其行切ニ其性ヲ表スル者ト謂フヘシ今擧止ノ異ナルニ從テ此症ヲ分類スレハ判然タル三類ニ分ツヲ得ヘシ則チ左ノ如シ

〔其一〕昏迷鬱憂症（M. attonita）ハ切ニ失神ニ類似シ嘗テ之ト混同セシ事アリ

故ニ能ク考究セン事ヲ要ス相貌虚心ナルカ如ク或ハ驚愕スルカ如ク或ハ一定ノ痛情ヲ訴フルカ如シ僅ニ視聽ノ運用アルノミニメ恰モ失氣セシ者ノ如ク或ハ稍其醒覺セシ者ノ如シ局部或ハ全身ノ皮膚麻痺シ時間廣狹ヲ辨セス又自知ノ心ヲ存セス身體ノ要要モ亦自ラ辨スル事能ハス諸筋ハ通常弛緩シ或ハ強硬ニメ動カサル者アリ其體恰モ偶像ノ如ク他人ニ依ラサレハ轉移スル事能ハサルヲ常トス然レ共其心恒ニ恐怖ノ妄想ヲ懐キ全世界火炎ノ中ニ在リト想像シ或ハ自ラ血海ノ濱ニ立ツカ如キ思ヲナス而メ心氣恢復スル時ハ恰モ恐夢ノ初テ覺タルカ如シ予カ療セシ一婦人稀ニ數時間ハ爽朗ナル事アリシカ二年間此昏迷ノ狀ヲナシ卒然全癒セシ者アリ此患者ハ身邊ノ諸人無生ノ物體モ皆己ヲ害殺スル事ヲ謀ルト思ヘリ此症ト失神トヲ區別スルノ難キハ容易ニ想像スヘキナリ何トナレハ一知覺ノミヲ以テ生活スルハ全知覺ヲ失フニ齊キカ如ク一定恐怖ノ妄想ノ爲ニ奪ハルヘキ精神ナラハ一ノ頑固ナル病的自知ノ狀ニ止ルモ全精神ヲ失フモ共ニ同一ナレハナリ然レ共此症忽然トメ恢復スル事アリ（縱令ヒ數時若クハ數日ノ後再發スル事アルモ）是レ眞ノ失

神昏迷トハ明ニ異ナル所ナリ
〔其二〕鬱憂症ニ殘害ノ意思《イムピールス》ヲ合併シ自己ヲ處シ他人ニ對メ不意ノ暴動ヲ發スル者少カラス自盡ノ意思ハ鬱憂症ニ甚タ多キ所ニメ或ハ此怕ルヘキノ癖ヲ以テ不幸ナル無二ノ原因トナシ專心ニ之ヲ憂慮スル者アリ然レ共最モ彰著ナル者ハ不意ノ行爲ナリ平素静穏ナル者忽然兇猛ノ心意ヲ發シ之ヲ制スル事能ハスメ暴動ヲ擧ル者アリ數月間予カ治療シタル一狂男自ラ靈魂ヲ失ヘリト思ヒシ者アリ此患者ハ靜安ニメ毫モ粗暴ノ擧動ナカリシニ一夜竊ニ臥床ヲ離レ人ノ通過シ得ヘシトハ曾テ思ハサリシ所ノ小窓ヨリ逃レ出シ事アリ又怕ルヘキノ幻想ヲ懐キ世運窮盡セリト思ヒ輾轉煩悶シテ「我ヲ逃レシメヨ我ヲ逃レシメヨ」ト叫哭セシ事アリ此症狀數周ノ間時々發作セシ後全ク恢復ニ至レリ此症ノ患者睡覺ルノ時ハ兇悍ノ意最モ動キ易キノ時ナリ故ニ朝起ノ際ハ必ス患者ヲメ獨居セシムル事勿レ其他佗人ニ向テ不意ノ暴行ヲ爲スノ症アリ此症ニ於テハ忽然タル幻想ニ由テ他人ヲ傷害シ又之ヲ殺ス事アリ或ハ憂慮心ニ迫テ堪ヘカラサルノ苦悶トナリ

爲ニ自守ノ全力ヲ壓倒セラレテ暴意自ラ制スル事能ハス幻想上ノ仇敵ニ對シ或ハ全ク關係ナキノ人ニ向テ暴發スル者アリ之ヲ鬱憂的兇悍（Raptus melancholicus）ト名ク此患者ノ内亦自盡ヲ企ル者アリ或ハ妄想ニ欺カレテ殘害ヲ行フ者アリ則チ惡鬼ノ爲ニ誘ハレ本意ニ逆フテ暴行ヲ企ル者アリ或ハ惡鬼ニ皷舞セラレテ悽慘ノ情ヲ増シ其挑唆ニ堪ル能ハス之ヲ避ントメ自盡ヲ決スル者アリ此症ノ一婦人其挑唆ニ任セテ其子ヲ殺スニ忍ヒス之ヲ免ンカ爲ニ自殺セシ者アリ如斯キノ時ニ於テハ狂人ノ所爲ニ似ス其企謀ノ奸滑妙巧ナル事實ニ驚クヘキ者アリ

以上擧クル所ノ病的ノ心意即チ行爲ハ決メ狂病ヲ成立スル者ニアラス唯ニ心情ノ劇キ錯亂ヲ外ニ表スル者ナリ其外ニ發スルヤ智力錯亂ノ人ニ於ルカ如ク言語ヲ以テセスメ擧止ニ於テ顯ハル是故ニ智力ノ錯亂ニ比スレハ一層危險ナル者ナリ約メ之ヲ言ヘハ此症ハ心情ノ錯亂スル者ニメ殺人自盡ノ意ヲ以テ其一症候トス設シ妄想アリテ且人ヲ害スルノ擧動アルハ疾患深部ニ在ルノ徴ナリ妄想ノ發現ト殺人ノ擧動トハ自守ノ外ニ在ル者ニメ忽然發シ來ル所ノ幻想ト一般ナル者

ナリ妄想ハ其病害心思ニ發シ殺人ハ擧動ニ顯ルヽ者ニシテ精神ノ錯亂ニ陥ル事共ニ同等ナル者ナリ此症ノ稍緩慢ナル者ニ於テハ其患者縊架ニ死セン事ヲ謀テ人ヲ害殺スル者アリ或ハ其子ヲ〆塵世ノ苦ヲ免レ天上ノ樂ヲ得セシメンカ爲ニ之ヲ害スル者アリ是等ハ皆心情乖錯ニ原ク感動ノ致ス所ナリ最モ靜穏ナル鬱憂ノ患者ニ〆偶然不慮ノ劇キ發作ヲ起シ其際自他ノ別ナク兇暴ヲ加ル事アルハ毫モ疑ナキ所ナレハ能ク記念セン事ヲ要ス又狂院ニ投スルノ責罰ヲ免レンカ爲ニ輕快爽明ノ狀ヲ擬シ眞ニ然ルカ如キモ時アリテ如此キ暴動ヲナス事アリ

〔其三〕急性鬱憂的ノ一症アリ興奮不安ヲ兼ネ甚キハ癲狂ニ轉スヘキ者ナリ實ニ眞ノ癲狂ニ達スルマテニハ明ニ幾多ノ楷級アリ且此症ノ妄想ハ痛苦ノ性ヲ顯スト雖モ此興奮性ノ鬱憂症ト癲狂トヲ區別スルハ甚タ容易ナラス實ニ鬱憂患者ニ癲狂性ノ者アル事恰モ癲狂患者ニ鬱憂性ノ者アルカ如キナリ而〆精神ノ疾苦ヲ顯ス所ノ擧動愈快捷ニ〆且其苦悶ヲ表スルニ容語轉身揶手ヲ以テスル事愈急切ナレハ益癲狂ニ近キ者ナリ然レ共概〆論セハ興奮ノ狀眞ノ癲狂ニ於ルヨリハ更ニ

整然一様ニメ變セサル者多シ

〔鬱憂症經過〕ハ一般慢性ニメ弛張性ナルヲ常トスレ共全ク間歇アルハ甚タ稀ナリ然レ共忽然其狀ヲ變スル事實ニ驚クヘキ者アリ則チ頟氏ノ經驗ニ據レハ深重ナル鬱憂ノ一患者四分時間ハ全ク爽朗ナリシ者アリ又此症ノ患者朝起爽快全ク癒タルカ如ク全日其狀ヲ持續シ次日再ヒ舊狀ニ復セシ者ハ予モ亦再三目擊セシ所ナリ如此キ急卒快復ノ信憑スヘカラサル事恰モ急卒ノ變心ニ於ルカ如キナリ然レ共予カ目擊セシ二症急卒ノ快復ヨリ全治セシ者アリ其一人ハ六月間急性ノ鬱憂症ニ罹リシカ泣哭流涙ノ後頓ニ全治セリ他ノ患者ハ一夜憂悶奮激甚ク爲ニ不寐ナリシカ朝來全ク恢復ニ至レリ通常眞ノ全癒ニ赴クハ漸徐ナル者ニメ病初ヨリ四月乃至十二月ノ内ニ在リ一年ヲ經ルノ後ニ治スル者ハ稀ナリト雖モ亦全ク之ナキニ非ス時アリテハ數年ノ後ニメ治スル事アリ大ナル激動アリテ奮勵スル事アレハ殊ニ然リトス大半ノ鬱憂症ハ療法適切ナレハ全治ス其全治セサル者ノ一半ハ精神懦弱或ハ全然タル失神ニ陷リ其餘ハ緩慢持續シテ死ニ至ル其死

スルヤ脱衰若クハ絶食ニ原ク者アリ或ハ肺勞心臓病及ヒ腹病ノ如キ合發病ニ因スル事アリ耆氏ノ經驗ニ據レハ久時絶食セシ後ニ斃レシ所ノ患者ニ於テハ肺壞疽ヲ見シ事最モ多シト云フ

其二　癲狂

癲狂トハ意氣揚々ト〆自感驕傲ナル者ヲ謂フナリ而〆之ヲ行爲ニ顯ハス者アリ思慮ニ見ハス者アリ故ニ之ヲ大別〆二類トナスヘシ其一ハ急性癲狂ノ諸症是ナリ其行爲常ヲ變シ吟歌躍舞高談跑走或ハ衣被ヲ剥離スル等百般ノ行爲一ト〆狂妄ナラサル者ナシ其二ハ稍緩慢ナル者ニ〆其思慮錯亂シ一定ノ妄想ヲ懷ク故ニ病的作用ノ侵ス所甲ニ比スレハ一層深キ者ナリ約〆之ヲ言ヘハ第一類ハ急性、癲狂、ニ〆第二類ハ癖、狂、ナリ然レ共此二類互ニ遷轉シ或ハ混同スル事少カラス（此二類共ニ智力ノ變調ニ原ク者ナリ）

耆氏ノ説ニ曰ク癲狂ヲ發スルノ前ニハ大抵鬱憂的ノ先驅症多少持續スルアリト實ニ此次序ヲ踐ム者多シト雖モ或人ノ固執スルカ如ク每症必スシモ然ルニ非ス而〆此先驅症ヲ注目スルノ輩モ尚藐忽ニ看過スル所ノ一症アリ則チ心情常ヲ變スルカ爲ニ癲狂ノ狀ヲ顯ハス者是ナリ心情ノ錯亂特ニ鬱憂的ノ症狀ヲ發スルノミナラス亦興奮潤達ニ〆癲狂的ノ狀ヲ發スル者アリ是レ情ノ運用深ク錯亂スルカ爲ニ自感驕傲ノ狀ヲ顯ハスト雖モ眞ニ智力ヲ失ハサル者ナリ故ニ此症ハ其感動

意見及ヒ行爲共ニ變常〆癲狂的ノ狀ヲ呈シ譫妄ヲ兼サル者ト謂フヘシ而〆其外ニ顯ハルルノ狀妄想ニ非ス〆行爲ニアル事猶心情ニ原ク所ノ鬱憂症ニ於ルカ如キナリ夫レ行爲ヲ皷舞スル者ハ情ノ用ナリ之ヲ導キ之ヲ節スル者ハ智ノ用ナリ故ニ設シ精神變調〆情ノ乖錯スル事アレハ智力以テ病的ノ行爲ヲ統御スル事能ハス其狀恰モ脊髓ノ生機ニ妨害アリテ四肢ノ搐搦ヲ起ス時ハ自ラ之ヲ知ルト雖モ意ヲ以テ之ヲ統御スル事能ハサルカ如シ通常此初起ノ狂症ハ鬱憂的ノ先驅症アリテ後發スト雖モ本來自發ノ症タル事疑ヲ容レス而〆徳行ノ大ニ變化スルヲ以テ其徵候トス乃チ儉省ノ人變〆奢華トナリ廉恥ノ人放肆刻薄ノ行ヲナシ慈愛ノ親其兒曹ヲ顧ミサルニ至ル其行狀快活ヲ極メ動作不安ニ〆怱々タル事恰モ半中毒ノ人ニ於ルカ如シ其自視尊大ナルハ彰著ノ症狀ニ〆浪費荒婬ナルモ亦其通症ナリ又此症ニ於テ心情ノ驕傲ナルヨリハ其乖錯スルコト著明ナル者アリ即チ徳行放逸ノ最モ甚キ者ナリ數回ノ癲癇發作ニ先ンシ或ハ之ニ代ル所ノ劇キ徳行錯亂ノ症ニ於テ之ヲ證スヘク又比涅爾氏ノ所謂譫妄ナキノ癲狂（Mania sine delirio）普《プ》

理査土氏《リチャード》ノ所謂徳行、狂、諸症ニ於テ見ルカ如シ此患者殺人若クハ自盡ノ意強ク〆殆ト制スヘカラサル者アリ如斯キ症ニ於テ専ラ其暴行ニノミ注目シ却テ其基原タル心情ノ深キ錯亂ニ至テハ毫モ顧ミス其症候ヲ以テ一箇ノ病ト認メ其眞正固有ノ關係ヲ誤ル者少カラス畢竟此症ニ於テ一二ノ心情乖錯スルハ通常ノ癲狂ヲ發スルニ方テ全感動ノ乖錯スルカ如ク又單一ナル兇猛ノ行爲ヲ顯ハスハ急性癲狂ニ於テ一般ノ運動行爲ニ顯ハルヽト同一ナル者ナリ

〔急性癲狂 狂性兇猛又躁暴狂〕此症ハ心情錯亂ノ先驅症アリテ後發スル者ニ〆頓ニ之ヲ發スルハ稀ナリ通常其潛伏ノ時ニ方テ鬱憂ノ狀ヲ呈スル事恰モ騷擾將ニ來ン事ヲ知テ預メ之ヲ痛歎スルニ似タリ斯先驅ノ抑鬱多少持續スルノ後患者ノ習癖及ヒ心情ニ彰著ノ變ヲ生ス即チ從前トハ全ク異ナル所ノ人トナリ不安ニ〆行走ヲ好ミ夜中安眠セス或ハ魘夢ニ襲ハレ易シ次テ快活興奮恰モ半中毒ノ狀ヲ顯ハシ聲音亦奇異ニ變スル事アリ其行爲穩靜ナラス放從ニ〆躁暴此間ハ自ラ疾患アルヲ知ラス全然健康ナリト思惟シ醫家ヲ侮慢〆其輔助ヲ乞フヲ欲セス一層增惡スル

ニ至テハ外貌行爲若クハ言語ヲ以テ内部ノ變動ヲ顯ハシ殆ト抗スヘカラサルノ勢アリ歌舞高談呼喝大笑シ或ハ孜々トメ定見ナキ工事ヲ勉ム例之ハ津唾ヲ以テ床ヲ磨シ衣被ヲ破綻シ身邊ノ家什ヲ轉移スルカ如シ或ハ其言行共ニ兇猛躁暴ヲ極ル事アリ又肉體ノ欲情映盛メ理義ノ遮蔽ヲ脱スルカ如シ即チ貪食ニメ其品類ヲ撰ハス獸腸或ハ大便モ嗜テ之ヲ貪ルカ如ク又慾情ニ壓制セラレテ禮節ヲ顧ミス時アリテ手婬ヲ行フ事獼猴ノ如ク毫モ羞ルナク毫モ限制ナキモノアリ或ハ又自己ノ病アルヲ悟リ自ラ之ヲ拘制スヘキ者アリ一時辨識ノ力ヲ具フルカ如キ者アリ病勢極テ劇キモ威力ヲ示ス時ハ之ニ從ハント欲スル者アリ精神快活ニメ好テ笑フ者アリ或ハ己ニ抗スルノ人ヲ見レハ之ヲ悪ミ之ヲ怒リ之ヲ侮ル者アリ一定類ノ妄想ナシト雖モ思慮輕捷混亂ニメ恒ナラス恰モ妄想ノ飛過スルカ如シ或ハ知ラス覺エス其思念ヲ直ニ言行ニ現ハス者アリ約メ之ヲ言ヘハ思慮内ニ動テ行爲直ニ外ニ顯ルヽ者ナリ其病初思慮急劇ニメ流ルヽカ如ク觀察敏捷比較急卒ナルト次韵ノ迅速ナルトヲ見テ此際ハ心力増盛スト考フル者アリ然レ共決メ眞

ニ然ル者ニアラス往事ヲ回想スル事輕快ニシテ之ヲ語ルニ頗ル活動ナリト雖モ適宜ニ現今ノ事ト合一セシムル事能ハス又身邊事物ノ審判ヲ誤リ且其關係ヲ正ク整理スル事能ハス例之ハ自ラ不幸ノ患者タルヲ知ラス狂院ニ居テ非常ニ愉悦ノ色アルカ如シ即チ感動ト思慮トノ權衡ヲ全ク失フ者ナリ之ヲ平均セシムルハ精神力ノ最モ上等ナル者ニシテ眞ニ心意ノ存スル所ナリ稍順理ノ思念快然流出スル事アルハ畢竟鋭敏虚弱ノ精神一時興奮スルノ徴ニシテ後來亂離ノ思念片々續發スル爲ノ先驅ナリ譬ハ麻痺ニ先テ搐搦ヲ發スルニ異ナラス

或症ニ於テハ發作ノ間往事ヲ記憶シ發作ノ後當時ノ事ヲ記スル事甚タ明了ナル者アリ又發作時ノ事ヲ一切遺忘スル事夢覺テ恍惚タルカ如シト雖モ次回ノ發作ニ方テ再ヒ之ヲ想起シ得ル者アリ又第一發作ノ際ニ發セシ所ノ思慮感動爾後全ク潜伏シ第二發ニ方テ再ヒ生シ來ル者アリ之ニ由テ看護ノ人モ其悪兆タルヲ知リ其發作ヲ預言シ得ヘキナリ

各般ノ幻想ハ癲狂普通ノ症ニシテ錯知ハ尚一層多シトス伯理列《プリーレ》、埿《デ》、菩門的《ボーアモント》氏ノ説ニ狂人二百二十九人中幻想錯知ノ症ヲ目撃セシ者百七十八人ナリト云ヘリ而〆他ノ病的發象ニ於ルカ如ク迅速快過スルヲ常トス或ハ以爲ク急性癲狂ニ於テ勞動ノ劇ク且久キニ堪ルハ筋ノ知覺機變常シ之カ爲ニ筋ノ眞正情態ヲ訴ヘサルニ因ルナリト實ニ癲狂ニ發スル體動上ノ妄想ハ其原筋ノ幻想錯知ニアル事毫モ疑フヘカラス例之ハ床上ニ臥〆其四肢或ハ全體ノ空中ヲ飛過スルカ如ク思想スルハ筋ノ知覺變常〆正報ヲ與ヘサルニ因ル事明ナリ

全體ノ官能能ク精神ノ動亂ニ堪ル事屢驚クヘキ者アリ病初稍疾脉ヲ顯ハス事アルハ蓋シ其際少ク熱性ノ障害アルナリ然レ共爾後脈數ヲ加フル事稀ナリ體熱モ唯僅ニ增盛スルヲ常トス然レ共窒扶斯ノ症狀ヲ顯ハシ不寢不安ニ〆漸々羸痩シ虛脱ヲ以テ斃レントスルノ症ニ於テ常度ヲ超ル事屢三度乃至五度ナリシ者アリ是レ學士「サンデル」氏ノ目擊セシ所ナリ學士「ウェーベル」氏ノ説ニ據レハ急性病後ノ發狂ニ於テハ熱度ノ昇ル事唯僅少ノミ然レ共從前ノ病間ニハ其昇リシ事數度ニ〆其病再發スル時ハ復忽然ト〆上昇セリト云ヘリ皮膚ハ乾テ粗澁ナル事アリ

濕テ悪臭ヲ放ツ事アリ便秘スルヲ以テ常トスレ共或ハ經久頑固ノ下利ヲ顯ス事アリ學士「シューゼルランド」氏ハ急性癲狂人ノ尿中燐酸鹽ノ過多ナルヲ査出セリト云フ其事果〆確實ナラハ熱度ノ上昇ト齋ク組織ノ分解常ニ異ナルヲ證スルニ足レリ學士「アッヂソン」氏輓近試驗ノ決定ニ據レハ急性癲狂癲癇全身麻痺鬱憂症及ヒ失神ニ起ル所ノ狂性發作間ハ其排泄ノ全尿及ヒ鹽化曹叟母尿素燐酸硫酸ノ量平素同時間ニ排泄スル者ヨリハ少シト云ヘリ

急性癲狂ノ經過ハ整然前進スル事稀ニ〆弛張スルヲ常トス或ハ全ク間歇スル者アリ或ハ爽朗ノ間時ヲ隔ツ者アリ發作ノ復至ルヤ整然ノ間ヲ隔ツ者アリ不整ナル者アリ故ニ定時ノ發狂アリ又復歸ノ發狂アリ又鬱憂ノ發作ト癲狂ノ發作ト相襲替スル者アリ法國人ノ所謂旋轉狂又雙狀狂ナル者是ナリ（Folie circulaire or folie a' double forme）發作ノ時間數時ニ〆終ル者アリ數月ニ亙ル者アリ卒然恢復スル者アリ漸ヲ追テ治癒スル者アリ又暫時間狂性ノ兇猛ヲ發スル事アルハ毫モ疑ナキ所ナリ（Furor transitorius）其發作數時或ハ數日持續シ通常快活ノ幻想ヲ兼ネ能

ク癲癇ノ發作ニ比スヘキ者ナリ而〆其發作スルニ方テ奇異非常ノ感ヲ覺エ體ノ一部ヨリ腦ニ登ル事癲癇風ニ齋キ事アリ宜ク注意スヘシ癲狂ノ恢復ハ通常一年ノ内ニアル者ニ〆二年ノ後ニ於テスル者ハ稀ナリ稽留スル事久シケレハ預後益不良且復歸ノ症及鬱憂症ト襲替スルノ症ハ預後ノ不良ナルヲ常トス全治セサル者ハ慢性ノ癲狂ニ徒リ或ハ失神ニ變シ或ハ斃ル其死スルヤ脱衰ニ歸スル事アリ胸膜炎肺炎ノ如キ合發病ニ因ル事アリ脱衰ニ由テ斃ルヽ時ハ甚タ急卒ニ〆意外ニ出ル事アリ故ニ尚一層ノ强壯療法ニ由テ死ヲ防キ得サリシカヲ疑ヒ又强壯療法ヲ用ヒシ時ハ之カ爲ニ死ヲ促カサヽリシカノ憾ヲ遺ス事アリ

以上記スル所ノ者ハ本眞急性癲狂ノ概論ナリ此他尚數多ノ異症ヲ目撃スル事アリ左ニ之ヲ述ント欲ス

〔急性譫妄狂 又急性癲狂的譫妄 Acute delirium mania or acute maniacal delirium〕トナツクヘキ甚急ノ一狂症アリ興奮劇シク不安煩悶甚ク全然狂妄ニ〆一定連續ノ妄想ナク唯瞬時身邊ヲ過ルノ事ヲ自知スルノミニ〆恰モ閃光ノ一過スルカ如ク或ハ譫妄

亂離ノ中ニ感覺ノ一碎片ヲ捕獲旋轉シ忽チ之ヲ遺失スルノ外ハ毫モ自知ナキカ如シ是ヲ此症ノ徴候トス此症ハ經過急速ニ〆脱衰シ死亡ニ陥ル事甚タ多シ脈疾ニ〆弱皮膚發熱シ興奮不安ハ終期ニ至ルマテ持續ス

〔産後狂〕ハ分娩後一月ノ内ニ發スル者ニ〆懷胎狂ト齋ク初産ハ最モ之ヲ發シ易シ其症タル急性ニ〆心思不合囂々不安惱不眠衣被ヲ裂キ幻想ヲ起シ或ハ慾火熾ナル者アリ蓋シ生殖器ノ刺衝直ニ精神ニ感スルニ由ルナリ又奮然無謀ノ策ヲ以テ自盡ヲ企ル者アリ精神ノ興奮ハ劇シケレ共身體虚弱ニ〆容貌窘迫ノ色ヲ顯ハシ皮膚蒼白寒冷ニ〆粘滑脈疾且小ニ〆鋭敏ナリ此症ノ四人中三人ハ全治シ通常數周ノ内ニ於テス急性諸症ノ沈降セシ時ハ一時精神ノ混亂虚弱ヲ貽シ醒覺ノ後ハ恰モ夢ノ覺タルカ如シ

〔復歸狂〕ハ其復歸ノ整然タルト其發作ノ諸症合一ニ〆彼此形影ノ相應スルカ如クナルト其經過ノ稍短キト暫時全ク恢復スルトヲ以テ癲癇ノ如ク許多ノ辨論ヲ費スヲ要セス其初頭患者自得快暢ニ〆多言速ニ急性騷囂ノ癲狂ニ陥ルト雖モ

尚自知ノ心ヲ失ハス二三周間或ハ尚久ク持續シ爾後暫時間ハ精神多少沈鬱シ或ハ混亂シ次テ醒覺メ安靜爽朗トナル此全ク爽朗ナルノ時ニ方テ予輩自ラ訣ヒ徒ニ恢復ヲ期望スル事アリ其間時ノ長短各症同シカラスト雖モ又再ヒ發作シ同一ノ楷ヲ履ミ同一ノ式ヲ以テ終ル如斯ク反覆發作シ終ニハ精神薄弱トナリ復爽朗ノ間時ナキニ至ル設シ其發作ヲ拒絶スルヲ得ハ精神ノ力モ亦徐々ニ回復スルヲ得ン然レ共予輩萬般ノ技倆能ク之ヲ絶ツヲ得サルナリ予カ所見ヲ以テセハ他ノ狂症中如斯ク治癒スヘキノ風アリテ而メ其經過ヲ拒ム爲ノ諸力ヲ藐視スル事如斯キ者アルヲ知ラス

〔慢性癲狂〕癲狂ノ急性諸症沉降スルノ後ハ病性緩慢トナリ其原因ニ從ヒ其錯亂ノ度ニ應シテ其性ヲ變スル事一ナラス則チ無形ノ因ニ由テ發スル時ハ妄想アリト雖モ一般ノ智力ヲ失ハサル事判然タル者ナリ此症ハ當然癖狂即チ一能力ノ錯亂ニ變ス又急性癲狂ニ繼發シ或ハ有形ノ因ニ由ル時ハ妄想ヲ懐キ兼テ精神ノ力ヲ失フ事大ナリ此症ハ失神症ニ轉スヘキ者ナリ故ニ慢性ノ癲狂一ニハ癖狂ト

ナリ一ニハ失神ニ變スルナリ或症ニ於テハ妄想太過ナルモ智力ノ存スル甚タ彰著ナル事アリ例之ハ歐州中ニ起ル所ノ事件一トメ己ニ關セサル者ナシト謂ヒ或ハ内閣ニ於テ己ヲ議シ或ハ國帝離宮ニ幸メ以テ己ヲ謀ルト思フモノ他ノ諸事ニ至テハ尚悉ク之ヲ辨識シ且恰當ノ説ヲ立ツルヲ得ヘシ然レ共其行爲ヲ節スルニ至テハ自ラヲ依頼スル事能ハサルナリ

〔手婬狂〕手婬ノ爲ニ發スル所ノ狂狀ハ慢性癲狂ノ適例トナスヘシ此症ニ於テハ一モ急性ノ症候ナク發病モ亦甚タ緩慢ナリ患者惡ムヘキノ自愛ヲ生シ自感自矜ニ過キ他人ノ己ニ要求スルヲ測ラス又他ニ對スルノ義務ヲ知ラス滿心唯ニ自家ノ病的感覺ヲ苦慮スルノミ其心顛倒メ過分ノ願望ヲ求メ又思想中ヨリ創出セシ所ノ大志ヲ談スト雖モ其所爲曾テ之ニ中ルモノナク却テ反復常ナク其信憑スヘカラサルヲ表シ怠慢ニメ自ラ疑ヒ自ラ憂ヒ悠々以テ其日ヲ消ス而メ親戚己ヲ仇視スト思ヘリ何トナレハ自ラ痛心スル所ノ疾苦ヲ共ニ患ルノ念ナク又其願望ヲ滿タシメサルヲ以テナリ病勢進ムニ從テ人皆己ヲ仇視スルト孤疑シ一定形ノ

妄想ヲ生スルニ至ル則チ多人相會メ己ヲ害セン事ヲ議シ或ハ街衢己ヲ擁護シ或ハ己ノ心事ヲ評論シ或ハ電氣動物磁氣若クハ其他奇變ノ法ヲ以テ己ヲ玩弄スト思ヘリ而メ其際尚倨傲自得ニメ道徳宗教ノ事ヲ論ス病勢一層進ム時ハ憂苦ニ逼テ放心シ甚ク精神力ヲ失ヒ沈黙スルニ非レハ疑惑婬亂ノ妄想ヲ談ス蓋シ乖錯ノ情慾尚思慮ヲ粧色スルナリ而メ終ニハ悽慘哀ムヘキノ死ヲナスニ至ル此症タル明ニ一異ノ誘因アリテ特異ノ狀ヲ呈スル者ナリト雖モ狂性ノ神經素質之ヲ助クル事ナクメ手婬ノミヲ以テ之ヲ發スルハ稀ナリ然レ共全ク之ナキニアラス

其三　癖狂 又曰不全癲狂 偏狂妄想狂 （Mononomania; Partial Mania; Partial Insanity; Delusional Insanity）

急性癲狂ニ於テハ驕傲ノ自感專ラ躁暴ノ行爲トナリテ發スト雖モ此症ニ於テハ其感動集テ一定類ノ妄想トナリ其妄想尚自視太高ナルヲ見ルニ足レリ鬱憂症ニ於テハ抑鬱ノ感動凝テ妄想ヲ生シ惡鬼ニ迷ハサレ或ハ他ノ害迫ニ遇フト想ヘリ然レ共此症ニ在テハ自感驕傲ヲ粧フニ才幹威風ノ妄想ヲ以テス故ニ患者ノ品格

ヲ變スルニ至ル則チ自ヲ以爲ク極テ困難ナル學科上ノ疑問ヲ解悟セリト或ハ世界ヲ改造スルカ爲ニ正確ノ圖式ヲ製セリト或ハ自ヲ王者タリ聖人タリ若クハ神タリト思ヒ他人ノ之ヲ信セン事ヲ欲ス然ラハ則チ癖狂ハ一邊ノ智力錯亂スル者ニ〆兼テ自視太高ナル者ナリ一事或ハ數件ノ妄想ヲ懐キ之ヲ除クノ他ハ殆ト正當ニ事ヲ料理シ得ル者ナリ病理學ヲ以テ之ヲ論セハ腦中至尊ノ中枢ニ於テ一ノ病的作用ヲ設立シ此部ニ於テ一定樣ノ病的滋養ヲ營ム者ナリ一説ニ此症ハ妄想ヲ除ケハ精神一般ニ健全ナリト云ヘリ然レ共其妄想ノ由テ生スル所以ニ着目シ又其原因ヲ以テ證スヘキカ如ク其妄想深ク根據スルヲ觀ハ其説ノ附會タル事自ラ明カナリ鬱憂症ニ於ケルカ如ク此症モ亦感動ノ變常スル者ニ〆自ラ感スル所ノ者ト敏捷部ニ感觸スル所ノ物件トヲ〆正然審判スルヲ得サラシム此純然タル感動以テ内部ノ性ヲ表シ又其行爲ヲ慫慂スルナリ患者時アリテ兇猛ヲ發スル事アリ是レ妄想ト齊ク唯ニ根在スル所ノ障害ヲ外ニ表スルニ過キス故ニ此症ハ精神ノ一點ノミ病アルニアラス一箇ノ病的作用ヲ以テ一般不健ノ精神ヲ表スル者ナリ此症ノ患者狂院ニ在テ其正法ニ

羈束セラルヽノ間ハ全ク靜安ニメ害ナキカ如キモ尋常ノ生計ニ刻苦スルカ一二ノ企謀ニ障礙ヲ生スルカ或ハ災害ニ遇テ窘迫スル事アレハ當ルヘカラサルノ躁暴ヲ起シ或ハ眞ノ癲狂ニ陷ル事少カラス故ニ唯無害ノ妄想ノミト思ヒシ所ノ患者全然癲狂ニ陷ルヲ見テ大ニ驚駭スル事アリ

癖狂ニ發スル各異ノ妄想ハ其職業ニ從ヒ教育ノ度ニ關メ一樣ナラス又當時ノ事情社會宗教及ヒ政治ノ光景ニ關メ其樣ヲ粧フ事屢之アリ壹氏自ラ誇テ言ヘル事アリ曰ク法國擾亂ノ際其形勢異ナルニ從テ發狂ノ性亦同カラス其狂性ニ由テ能ク當時ノ歷史ヲ編スヘシト幻想錯知ハ屢次妄想ト合併スル者ニメマヽ其妄想ヲ起サシメ又常ニ之ヲ助クルニ似タリ患者ノ行爲ハ其妄想ト一致スル者ニメ或ハ飄然タル志望ヲ企テ渺茫タル思念ヲ凝ラシ又大ナル文學上ノ發明ヲ全フセント欲シ刻苦忍耐非常ノ工夫ヲ費ス者アリ或ハ其姿態ヲ以テ驕傲ノ妄想ヲ表スル者アリ或ハ尋常ノ國語以テ自家高大ノ思想ヲ盡ス能ハスト思ヒ更ニ新奇ノ記號ヲ製作シ他人ノ解スヘカラサル奇恠ノ意義ヲ付スル者アリ

〔癖狂經過〕一旦此症ヲ發スル時ハ治癒スル事甚タ稀ナリ盖シ此症タル自發ノ者稀ニメ通常癲狂若クハ鬱憂症ニ繼發シ此二症ニ比スレハ病機變常更ニ增進スル者ナレハナリ或ハ自發ノ症タリト雖モ先天不良ノ素質ニ繼發スル者ナルカ故ニ症狀極テ不良ナルヲ常トス然レ共決メ治スル事ナキニアラス其知覺回復スル時ハ恰モ夢ノ醒タルカ如シ又稀ニハ數年ヲ經テ治スル者アリ殊ニ合發ノ病アルカ或ハ更年期ニ方テ生機一變スルノ際ニ多シトス恢復セサル時ハ病勢緩慢トナリテ此症ヲ持續スル者アリ或ハ眞ノ失神ニ陷ル者アリ妄想ヲ皷舞スル驕傲ノ感愈減少シ次テ其皷舞全ク止テ妄想唯言辭ノミニ發スル事愈多ケレハ益饕喪失神ニ近キ者ナリ概メ論セハ一定ノ妄想半年ヲ超テ尚存スル者ハ恢復セスト謂フモ可ナリ

其四　失神

精神ノ變常遺傳ニ由ル者ト否ラサル者トヲ問ハス自然ノ轉歸此症ニ終ルヲ常トス故ニ此症ハ多般慢性ニメ他ノ精神病ニ繼テ發スル者ナリ然レ共急性且自發ノ

症ニメ常ニ昏迷鬱憂症ト分別スヘカラサル者アリ
急性失神ハ縊死ヲ企ルノ後ニ發スル事アリ急性病後或ハ危篤ノ癲癇數回發作スルノ後ニ起ル事アリ予モ亦假性ノ癲此症ニ變セシ者ヲ目撃セリ自發ノ症ハ精神ニ急卒危窮ノ激動アリテ後發スル事アリ又少若ノ男子或ハ婦人ニ於テ之ヲ見ル事アリ蓋シ生殖機能ノ景狀ト不可識ノ關渉アルニ似タリ學士士敬氏ノ説ニ曰ク花風或ハ婚後狂ニメ急性失神ノ狀ヲ呈スル者アリ男女共ニ之ヲ見ルト雖モ婦人ハ更ニ多シ是レ蓋シ交媾ニ由テ神經系ニ生スル所ノ變ト相關スル者ナリト云ヘリ是等ノ症ヲ除ケハ他ハ皆慢性繼發ノ症ニメ其精神朽敗ノ度ニ至テハ甚タ多般ニメ各症皆一ナラス
急性癲狂ノ劇甚ナル發作沈降スルノ後智力眞ニ變常セスト雖モ其激動ノ結果トメ屢精神薄弱ノ狀ヲ貽ス事アリ則チ品行ノ勢力頽敗スルカ如ク教育ノ花トモ稱スヘキ精細ノ徳行佳美ノ感動ハ全ク廢絶シ其相貌高上ノ觀ヲ失フテ恰モ小兒ヲ見ルカ如シ以上論スル所ハ此症ノ級中一端ニ位スル者ナリ其他端ニ在ル者ヲ擧

ケハ精神力殆ト滅盡〆従前ノ才學全ク斷絶シ一モ現今ノ事務ニ堪ル事能ハス唯ニ植物性ノ生ヲ送ル者ナリ此兩端ノ間ニ位スル者實ニ數般ニ〆一々枚擧スルニ遑アラス故ニ今其表樣ノ顯然タル者ヲ擧ルヨリハ他ニ爲スヘカラサルナリ

狂院ニ永住スル所ノ患者ハ一旦癲狂癖狂或ハ鬱憂症ニ罹リ而后鎭靜〆多少精神ノ虛弱戇喪ヲ貽シ慢性ニ陥リシ者ヲ以テ最モ多シトス即チ是等ノ精神病ニ由テ頽敗セシ所ノ戇漢ナリ或ハ彰著ナル一二ノ妄想ヲ懷ク者アルモ偶然之ヲ發スルニ似タリ癖狂ニ在テ妄想ヲ助ケ又之ヲ皷舞スル所ノ驕傲ノ自感此症ニ於テハ既ニ衰ヘ復自論ヲ固執スルノ力ナク又其志望ヲ達セントメ熱心專一之ニ從事スル事能ハス思念投合ノ舊途廢絶シ記憶殆ト滅盡シ快活ノ感動全ク去テ身邊ノ事實毫モ心ヲ動スナク唯ニ一定ノ妄想ヲ起スノ時ニ方テ瞬時ノ興奮ヲ發スルノミ故ニ精神ノ機能永ク滅盡セシカ如シト雖モ發熱ノ爲ニ一時其機能ヲ挽回スル事アリ甚タ奇異ト謂フヘシ顔貌復一定ノ情ヲ顯ハスナク其平均ヲ失フ事恰モ他部ノ脱臼ニ於ルカ如シ而〆微笑ノ碎片ヲ見ル事最モ多シ其動作ニ於ルモ亦之ニ齋キ

愚鈍ノ狀ヲ呈ス或ハ實ニ從來ノ業ヲ營ムヘク又僅ニ單一ノ手巧ヲ爲スヘシト雖モ妄想ノ心トハ些モ一致セス孜々ト乄無用ノ事ヲ勉ムル者アリ例之ハ砂石紙片若クハ竹木ヲ集ムルカ如シ或ハ奇異百般ノ偏癖ヲ顯ハス者アリ例之ハ一隅ニ佇立スル者アリ蹲踞スル者アリ一條ノ地一定ノ距離ヲ撰テ絶エス往來スル者アリ羽毛草花ヲ以テ恠異ニ其身ヲ裝フ者アリ其心氣著ク抑鬱スル者アリ多少驕傲ナル者アリ幻想錯知最モ劇ク乄之カ爲ニ妄想ヲ助ケ成ス者アリ則チ一婦人アリ宣教者預言者及ヒ道ノ爲ニ死ヲ致ス者ハ其全族皆己ノ服中ニ在リト想ヘリ或ハ布片ヲ以テ木塊ヲ纏ヒ自身ノ子ト乄愛育スル者アリ或ハ解スヘカラサル單易ノ動作ヲナス者ニ乄陰處ヲ撰ミ紡績ニ從事スル者アリ或ハ劇ク上肢ヲ動カ乄措サル者アリ其意ニ曰ク以テ宇宙ノ動ヲ防クナリ以テ自體ノ血液瀦留セン事ヲ拒ムナリト身體健全ナルヲ常トス癲狂或ハ鬱憂ノ劇症降靜乄失神安靜ノ症ニ陥リ強健トナル者少カラス以上擧クル所ノ症例ハ大抵癖狂ニ續發スル所ノ失神ナリ

他ノ類ニ於テハ動作更ニ劇ク一般ノ戇喪亦甚シトス其患者一定ノ妄想ヲ懷ク事

ナシト雖モ其相貌戇喪ナルカ如ク某ノ語ヲ反復シ無心ナルノ狀恰モ鸚鵡ノ如シ之ヲ以テ見レハ癲狂ノ時期曾テ起セシ所ノ妄想尚其碎片ヲ留ムル者ナリ五官以テ外ニ應スルノ道ヲ啓クト雖モ外感ヲ取テ思慮ヲ生スル事能ハサルニ似タリ或ハ身邊ノ事物全ク意ニ關スルナク又毫モ疼痛ヲ覺サル者アリ或ハ暫時首尾不合ノ兇猛ヲ發スル事アリ勇敢恠異ノ企謀ヲ以テ人ヲ害スル事アリ其心氣ノ彰著ナル者症ニ從テ同カラス或ハ暢快欣喜好テ笑ヒ好テ辯スル者アリ或ハ鬱々啼泣悲哀ヲ擬スル者アリ或ハ險心逆意專ラ他ヲ害セン事ヲ謀リ其狡猾固執獼猴ニ類スル者アリ其記力ヲ失フ事彰著ニシテ或ハ從前ノ生計己ノ姓名モ全ク忘ルヽ者アリ或ハ即時談話セシ事ヲ忘ルヽカ如クニシテ却テ往事ヲ追想スル事確實ナル者アリ其運動ニ於ル或ハ著ク衰弱シテ麻痺ノ將ニ來ラントスルヲ兆スル者アリ或ハ不安搖動ニシテ不絶行走スル者アリ通常健康ニシテ能ク眠リ能ク食スル者ナリ或ハ嗜欲度ナク毫モ其品類ヲ擇ハサル者アリ有時テハ此症ヲ發スルノ後肥滿シ興奮不安ノ發作アリテ再ヒ瘦削スル者アリ其相貌虛心ナルカ如ク他人ト對話スル時ハ殊ニ然

リ又夙ニ老容ヲ呈スル者アリ
其他尚失神ノ症類アリ其精神殆ト滅盡シ飲食動作更衣ニ至ルマテ他ノ輔助ヲ仰カサレハ能ハス知覺機全ク失亡シ其聲ヲ發スルヤ吼々家猪ノ如ク或ハ涕泣スルニ過キス其動作スルヤ自己ノ頭ヲ撫シ或ハ手ヲ摩スルニ過キス故ニ唯ニ植物性ノ生ヲ存スル者ナリ而メ肺炎結核若クハ他ノ病ニ由テ黄泉ニ誘カルヽ者多シ若シ否ラサレハ明汁或ハ血液ノ腦中ニ氾濫スルニ由リ腦ノ萎縮ニ由リ或ハ偶然ノ危變ニ遇テ知覺ノ以テ之ヲ扶クルナキカ故ニ危變ニ遇フ事多シ斃ル
〔老耄〕精神衰弱メ事ヲ執ル事能ハス記力大ニ減メ殊ニ即時ノ事ヲ忘レ易ク在昔ノ事ヲ談スルニ恰モ目今ノ事情ヲ述ルカ如シ盖シ日々ニ故人ト交通スルカ如ク思ヒ現今ノ事ハ直ニ失忘シ既往ト現今トヲ混同スルカ故ナリ是ヲ此症ノ徵候トス
〔失神經過〕繼發失神症ハ不良ノ症ヨリ一層不良ノ症ニ轉セシ者ニメ恢復スル事能ハス然レ共其情態ト慣習トハ看護方宜シケレハ大ニ改良スルヲ得ヘシ急性

自發ノ失神ハ恢復スルヲ常トス然レ共老耄ノ症ハ自發ト雖モ治セサル事論ヲ竢タス其死スルヤ腦ノ慘漏或ハ腦ノ萎縮ニ因シ或ハ結核肺炎ノ如キ偶發ノ病ニ由ル事アリ狂病ニ於テ體熱常度ヨリ減スル者ハ唯ニ此失神ノ症ニ於ルノミ

其五　徳行狂

學士普理查士氏此不祥ノ名ヲ掲ケテ以テ眞ニ精神變常スルノ症ヲ論載セリ其症タル幻想錯知ナク又妄想ナク行動力及ヒ徳行力ト名クヘキ能力（感動心情志向及ヒ行爲ヲ發スルノ力ナリ）ノ違常錯亂スル者ナリ然レ共縦令ヒ不善ノ行爲幾ク劇甚ナルモ決メ之ヲ以テ徳行狂ノ證ト爲スヘカラス判然タル病原アリテ感動行爲全ク一變シ之カ爲ニ罪惡ヲ犯ス時ハ以テ此症タルヲ徵スヘシ同氏カ此症ノ原因ヲ考索セシ事ノ確乎タルヲ以テ之ヲ知ルヘシ其説ニ曰ク遺傳ノ狂性素因有力ナルカ其人曾テ某ノ狂症ヲ發セシ事アルカ無形的ノ大ナル激動ヲ受ケシ事アルカ（産業ヲ失ヘルカ如シ）或ハ諸般ノ有形的激動ニ觸レシ事アリテ（例之ハ麻痺若クハ癲癇ヲ發シ或ハ熱性及ヒ炎性ノ諸症ニ罹リ之ニ由テ大ニ全身ノ慣習ヲ變スルカ如シ）以テ其心情ト慣習トヲ一變セル者ナリト然リト雖モ徳行狂ハ實ニ一種特異ノ病ニアラス

感動即チ情ノ運用錯亂スルノ一症ナリ而〆比涅爾氏ノ所謂譫妄ナキノ癲狂中ニハ心情錯亂ノ數症ヲ混同セル者ナリ故ニ今其諸症ノ要ヲ摘テ玆ニ開列セハ徳行狂ノ性狀及ヒ關係明了ナルヲ得ン

〔甲〕徳行即チ情ノ錯亂頗ル甚キ者アリ而〆智力ノ變常ハ唯ニ徳行ノ違常ニ繼發スルノミ故ニ其錯亂セル感動ノ端緒ヲ取テ能ク之ヲ料理スル者アリ此症ハ其全思想ヲ以テ妄想ト看做スニ非レハ他ニ一定ノ妄想ナキ者ナリ此症ハ屢癲癇ト合併スル事アリ或ハ癲癇發作ノ前ニ之ヲ發スル事恰モ癲狂發作ノ前ニ之ヲ發スルカ如キ者アリ或ハ眞正ノ癲癇ヲ發スル前數月定時ノ間ヲ隔テ発作スル者アリ又有時テハ眞ノ癲癇發作ニ替ル事アリ或ハ癲癇發作全ク止テ徳行錯亂ヲ繼發スル事アリ然レ共其發作ノ時期整然タラス且早晩失神ニ陷ル者ナリ癲癇ノ神經素質アル者ニ〆此症ヲ發スル時ハ活潑ノ幻想ニ及ヒ制スヘカラサル兇猛ノ意思人ヲ殺シ或ハ自盡ヲ企ルカ如シ忽然發シ來ル事アリ宜ク注意スヘシ實ニ此症ハ意思ノ狂（Impulsive Insanity）壹氏ノ所謂天性癖狂（Monomanie instinctive）ナルモノ是ナリト名ケシ者ノ中ニ就テ最モ危險ナル者ナリ

〔乙〕上文既ニ擧クルカ如ク心情抑鬱スルノ症アリ即チ單純鬱憂症ニ〆憂悶ノ度甚ク殺人自盡ノ暴動ヲ發スルニ至ル者是ナリ然レ共一定ノ妄想ヲ懷ク事ナシ所謂意思ノ狂中某症ヲ以テ其例トナスヘシ

〔丙〕普理査土氏ノ所謂本眞徳行狂壹氏ノ所謂義ノ癖狂(Monomanie raisonante)是ナリナル者ハ遺傳毒ヨリ發スルヲ常トス而〆營生ノ情狀宜シカラス〆之ヲ助クル者アリ否ラサル者アリ此症ハ狂性禀賦ノ名ヲ以テ論載セシ者ニ比スレハ稍一級ヲ進ムト雖モ眞ノ智力錯亂ト稱スヘキノ度ニハ達セサルナリ徳義ノ感動ハ生涯發達ノ間教育ニ由テ得ル所ノ最モ高尚ナル者ニ〆其感動ヲ失フハ精神變常初期ノ効驗ナリ且徳行狂ハ社會ノ感動ヲ失フヲ以テ其本體トス故ニ此症タル事ヲ疑フ者アラハ其社會交際ノ景況ヲ考索スルモ亦常ニ欠クヘカラサルノ要件ナリ例之ハ其身社會ノ好地位ニ在リテ其形勢ニ關スルノ人各般ノ狂病ヲ發スヘキ原因ニ觸レテ後大ニ其性質ヲ變シ全ク其好情ヲ失ヒ忠實廉節且小心ノ人謊談ヲ羞チス奸惡横逆ヲ愧サルトキハ則チ疾病ノ所爲タル事知ルヘキナリ其初ハ朋友之ヲ諫メ親戚之ヲ諭シ法ヲ以

テ論セハ刑ニ處スルモ妨ケナシト謂ヘリ然レ共後ニ至テハ朋友親戚皆其病ノ所爲タル事ヲ知リ彼ニ適スルノ地ハ牢獄ニアラスメ狂院ナリト云フニ至ル如斯キ德行狂ノ症ハ曾テ發狂スルノ後急性熱症ニ罹ルノ後某ノ腦症ヲ患ルノ後或ハ頭部損傷ノ後ニ之ヲ發スル者アリ自盡ヲ企ルノ鬱憂症一二回發作メ恢復スルノ後純然タル德行狂ニ變シ終ニ失神ニ陷ル者アリ或ハ生來多少德義ノ欠損アリテ實ニ智力ノ變常スル事ナキモ眞ノ德行狂ヲ劇發シ早晩失神ニ陷ル者アリ婚嫁期月經期ハ之ヲ發シ易キノ時ナリ又有時テハ手婬或ハ房事過度ノ爲ニ生スル精神錯亂ノ初期タル事アリ或ハ無形的ノ劇キ激動ニ由テ發シ一層劇甚ナル狂症ノ先驅タル事アリ而メ全身麻痺ノ先驅タルハ屢見ル所ナリ其固有ノ性其原因以テ此症タルヲ證スルニ足ラサルモ屢危險ナル他ノ精神病ノ先驅症タル事ヲ知ラハ此一事以テ能ク此症ヲ正斷スルニ足ルヘシ

〔丁〕德義上眞ニ愚鈍ナル者アリ其缺乏ノ原因生前或ハ生後第一年ノ間ニ感スル事痴呆ニ於ルカ如シ如斯ク德義缺乏スル者兼テ智力魯鈍ナル事少カラスト雖

トモ徳義ニ於ルカ如ク著明ナラス或ハ鋭智ノ人ニ〆修徳全ク欠如スル者アリ實ニ奇異ト謂フヘシ所謂竊盜狂モ亦此類ナリ又有時テハ貴族ノ中ニモ此不幸ノ人ヲ見ル事アリ其幼稚ノ時ヨリ專ラ詭詐竊盜ヲ事トシ惡業一ト〆爲サヽル事ナク諸先生曾テ望ヲ属セス每所ノ學校必ス放逐セラレ終ニ狂院ニ投スル者アリ是等ノ人ハ天性ニ任セテ罪惡ヲナス者ニ〆修徳ノ知覺全ク存セサル者ナリ而〆手婬ニ耽ルヲ常トス或ハ癲狂失神ニ陷ル事アリ

其六　痴呆

腦ノ發育缺乏スルカ爲ニ精神ノ發達モ亦阻滯スル者ニ〆先天ノ者アリ生後直ニ之ニ陷ル者アリ精神ニ臣從タルヘキ腦髓ハ生後ニ於テ發育スル者ニ〆且其發育ノ阻滯スルヤ吾カ五官ノ未タ窺フ能ハサル幽冥ノ域人智ノ精妙ナルモ未タ造化ノ蘊奥ヲ極ル事能ハスニアル事ヲ思察セハ痴子ノ腦中每ニ發育ノ缺乏ヲ查出シ得サルモ亦怪ムニ足ラス然リト雖モ其腦中屢彰著ノ缺乏ヲ見ル事アルモ亦疑ナキ所ナリ全腦ノ發育一般ニ阻滯〆非常ニ小ナル事アリ是レ全身ノ滋養缺損スルニ由ルカ或ハ頭骨縫際ノ化骨

早キニ過キテ隨テ腦ノ發育通常第一年ノ間ニ盛ナリトスヲ妨クルニ由ル者ナリ其非常ニ小ナルヨリハ他ニ缺損ナキ者アリト雖モ其他ノ變常ヲ見ル事亦頗ル多シ例之ハ腦ノ水腫兩半球ノ不等廻轉部ノ發育不全ニ於ルカ如シ兩半球ノ大サ不等ナルノ度ニ至テハ甚タ一樣ナラス僅小ノ差異ハ尋常目擊スル所ナレ共極テ甚キ者ニ至テハ全一半球ニ代ルニ網樣狀ノ組織アリテ液ヲ充タス者アリ又腦ノ孰レノ部位ヲ論セス稀ニハ全ク欠クル事アリ即チ胼胝體欠損シ或ハ全ク存セサル事アリ或ハ前葉ノ發育不全ニ〆廻轉ノ單一ナル事下等動物ニ於ルカ如キ者アリ或ハ後葉小ニ〆小腦ヲ蓋フニ足ラサル事或種ノ獼猴其他尚下級ノ動物ニ於ルカ如キ者アリ又慢性水腫ハ痴子ニ於テ屢見ル所ニ〆之カ爲ニ頭顱ノ膨大ヲ致ス事アリ此水腫ハ稀ニ自發ナル事アレ共萎縮若クハ欠損ニ續發スルヲ常トス而〆明汁樣ノ液腦室中ニ多量ニ存スルモ平素敢テ危害ヲ起サス忽然僅ニ增量スルカ爲ニ死ヲ致ス事アリ又腦質變硬腦質萎縮或ハ發育不全ト水腫トヲ合併スル事少カラス

痴子頭顱ノ畸形ハ晩近頗ル考究セシ所ナリ腦ノ發育一般ニ阻滯スル時ハ頭骨ノ

發育モ亦隨テ停止シ以テ小頭畸形《ミクロセファリス》ヲ致ス又全身榮養ノ欠乏スルカ爲ニ頭骨ノ發育廢絶シ縫際ノ閉合早キニ過キテ以テ頭顱ヲ狹ナラシメ或ハ短ナラシム爾後之ヲ償ント欲〆腦質張大シ抵抗最モ少キノ部ニ向テ發育ス之ニ由テ害ヲ減スル事著シト雖モ益其畸形ヲ增育スル者ナリ其早ク閉合シタル縫際ノ狀ト償大ノ多寡形狀トニ從テ畸形ノ種類一ナラス故ニ其種類ヲ論載スル者亦少カラス「ヒルホウ」氏曾テ大ニ頭底ノ畸形ヲ研究セリ而〆氏ノ所謂骨連鼎足《トリバシラル　シンオストーシス》ナル者ハ「クレチニスム」ニ於テ見ル所ノ解剖的變形ナリ

痴呆ノ因有時テハ父母ニ存スル事アリ近親ノ婚嫞多キニ過クレハ聾啞白子《アルビノイスム》（皮膚毛髮共ニ白色ニ〆虹彩モ亦著ク蒼白且紅緣ヲ存シ眼甚タ過敏ニ〆日光ニ堪ル能ハサル者ヲ云フ）或ハ痴子ノ如キ不肖ノ子ヲ產出シ易シ學士「ホウヱ」氏ノ說ニ曰ク父母ノ節制度ナク且過度ナルハ其原因中ノ最タル者ナリト毛列爾氏曰ク累世相繼テ發狂スル者ヲ名ケテ瘠土ノ痴呆ト云フハ天然的ノ名稱ナリト又懷胎ノ時ニ於テ非常ニ恐怖スル事アルカ或ハ大ニ心ヲ動ス事アルカ或ハ行事不整ニ〆過度ナル時ハ其生兒精神虛弱ノ原因トナル事アリ然レ共精

神ノ發達ヲ阻滯スル事最モ多キ者ハ生後第三四年ノ間ニ感觸スル所ノ原因ナリ則チ癲癇及ヒ急性發疹病ノ如キ是ナリ盖シ黴毒モ亦之ニ屬ス而〆密居汚穢貧窶ノ爲ニ生スルカ如キ不良ノ滋養モ亦其原タル事明ナリ又未タ詳ナラサル風土ノ景況ニ由テ一種ノ痴呆ヲ生スル事アリ之ヲ名ケテ「クレチニスム」〔字義未タ詳ナラス壹氏ノ説ニ曰ク沙地ノ義ナリ如斯キ地方モ亦其一ノ原因ナリ故ニ名クト〕ト謂フ

痴呆ノ極テ甚キ者ニ至テハ一モ智力ヲ有セス其狀貌人類ニ似テ知覺感動ヲ具セサルノ生物ナリ飲食衣服進退等萬般ノ事皆他ニ依ラサレハ能ハス一モ留心スル事ナク一モ記憶スル事ナク言語ヲ綴ル事能ハス唯ニ吼々解スヘカラサルノ音ヲ發スルノミ食欲充タサレハ静ナラス或ハ知ラス覺エス頭手身體ヲ動カ〆止マサル者アリ五官ノ機能太抵欠損シ或ハ全ク亡失スル者アリ通常皮膚ノ知覺甚タ鈍ク〆重聽且嗅味ノ感覺モ亦欠乏シ或ハ乖錯ス故ニ苛烈臭穢ノ品モ意トセス〆之ヲ食スルニ至ル筋ノ發育モ亦共ニ欠損シ四肢ノ痙攣某筋ノ攣縮若クハ麻痺及ヒ癲癇的ノ搐搦ヲ發スル事アリ千八百六十七年蘇格蘭ニ於テ愚鈍及ヒ痴呆ノ者二

千二百三十六人アリシニ其内四十三人ハ全身麻痺四十六人ハ半身麻痺十人ハ下半身麻痺十七人ハ舞踏病二百七人餘ハ癲癇ニ罹レリ稍輕易ノ症ニ於テモ筋力ノ欠乏ハ彰著ナル者ナリ其行歩蹌浪トシ穏カナラス徒ニ眼ヲ轉動スル者アリ斜視ナル者アリ言語全カラスシ涎ヲ流ス者アリ最モ劇キ者ニ至テハ陽勢全ク力ナシ或ハ手婬ヲ行フ者アルモ總テ婬欲ハ過度ナルヨリモ弱キヲ常トス

痴呆ノ極テ輕度ナル者ニ所謂愚鈍ナル者アリ其最モ甚キ者ト雖モ僅ニ蠢直ノ人ヲ下ルノミ本來愚鈍ト痴呆トハ唯ニ其輕重ヲ異ニスルノミニシ判然之ヲ分ツ事能ハス概シ痴呆諸般ノ狀態ヲ類別セハ二箇ノ表様アリ其一ハ知覺感動ナキ者ニシ通常體ノ畸形ヲ兼ネ生機薄弱ノ徵ヲ顯ハス者ナリ其二ハ活潑興奮性ノ者ニシ畸形ヲ見ル事稀ナリ其人穏靜ナラスシ不絶急卒ノ外感ニ應ス故ニ或ハ叫ヒ或ハ笑ヒ或ハ泣キ或ハ手ヲ舞シ或ハ掌ヲ皷シ或ハ危害ヲ犯シ或ハマヽ騷擾ニ轉シ眞ノ癲狂的兇猛ヲ發スル事アリ又穏靜ナル痴子ト雖モ忽然兇猛ヲ發スル事アリテ咬噬呼喊爪搲踢蹴或ハ頭ヲ壁ニ觸ルヽ等ノ暴行ヲ極ムル者アリ或ハ遺傳ニ原ク

ノ痴呆ニ〆記憶圖畫音樂ノ如キ異常ノ才能妙手ヲ顯ハシ其一般ノ智力トハ全ク相反スルカ如キ者アリ壹氏ハ言語ノ狀ニ從ヒ痴子ヲ分テ三類トナセリ其一ハ單語短句ヲ綴リ得ル者其二ハ一音語ト喊聲トノミヲ發シ得ル者其三ハ言語ハ勿論一音語ト雖モ發スル事能ハサル者是ナリ學士「ハックチューク」氏ハ生理學ニ原テ之ヲ分類セリ其一唯ニ刺戟ニ應〆運動ヲ起ス者即チ反射性ノ動ヲ顯ハス者其二眞ノ意識《ボリシュン》ナシト雖モ知覺思慮アリテ運動ヲ發スル者其三眞ニ意識ヲ有スル者是ナリ蓋シ此分類ハ實地緊要ナラスト雖モ精神變常ノ度相異ナルヲ見ルニ足レリ又額氏ハ一定ノ表様ニ從テ之ヲ類別セリ則チ其一ハ全體善ク備レル者ニ〆其精神ノ發達最モ低度ニ止ルト雖モ眞ニ欠損アルニアラス是レ遺傳ニ因ラス〆偶然變質ノ因ニ由ル者ナリ其二ハ身心ノ侏儒ニ〆身體精神ノ發育阻滯スル事共ニ明白ナル者ナリ其三ハ「クレチン」ノ表様ニ〆（「クレチニスム」ハ病狀ノ名稱ニ〆「クレチン」ハ其人ヲ目スルノ語ナリ猶痴呆ト云ヒ痴子ト云フカ如シ）骨連鼎足ノ畸形ヲ具スル所ノ痴子ナリ此病ハ生後數月ニ〆發スルヲ常トス而〆體ノ畸形及ヒ鵝喉（甲狀腺肥大）ヲ兼ル事少カラス是レ蓋シ瘴癘氣ニ感〆先

ツ頭骨ノ發育ヲ妨クル者ナリト云フ此痴子ハ瑞士國ノ山中ニ最モ多シト雖モ放水宜シカラサルノ地ニ於テハ稀ニ見ル事アリ又有時テハ散發スル事アリ其四、ハ「アズテック」ノ表樣ニメ（千八百五十年ノ頃歐州及ヒ合衆國ヲ歷遊セシ所ノ有名ナル一對ノ侏儒アリ一ハ男童一ハ少女ニメ共ニ米國中土ノ産ナリ之ヲ「アズテック、チャイルドレン」ト名ケリ「アズテック」ハ人種名ニメ「チャイルドレン」ハ孩兒ノ義ナリ其男童七八歳ニメ其丈三尺四寸其体重二十ポンド頭顱前後ノ直徑四寸半横徑三寸餘其精神ノ發達二三歳ノ兒ニ於ルカ如クナリシト云フ是レ此名ノ由テ出ル所ナリ）小頭畸形ヲ顯ハス者ナリ其五、ハ或動物ニ類似スル者ナリ比涅爾氏曾テ痴子ノ風習體樣羊ニ似タル者ノ珍説ヲ擧ケシ事アリ是レ其一例ナリ或ハ獮猴ヲ想フテ自ラ制スル事能ハサル者アリ然リト雖モ痴呆ノ狀幾ク甚キモ決メ眞ノ動物ニマテ下ル事ナシ何トナレハ病的新奇ノ異樣ヲ顯ハスト雖モ上等人類ノ養育ニ依レハ速ニ之ヲ消除スヘキヲ以テナリ

痴子ハ決メ尋常ノ發達ニ至ル能ハスト雖モ凝思之ヲ教育セハ多クハ其狀進善スルヲ得ヘシ故ニ其生來有スル所ノ能力著ク發達メ不知不識一課業ニ熟スル者アリ偶癲癇症ヲ發メ後治スル時ハ其狀著ク進善スル事アリ痴子ニメ老境ニ達スル者ハ甚タ少ク通常幼ニメ既ニ老イ中年ニ至ラスメ死ス盖シ生機欠クル所アルカ

故ナリ或ハ腦ノ萎縮若クハ腦水腫ニ由テ直ニ死ヲ促ス事アリ

其七　全身麻痺

是レ「バイル」氏及ヒ「カルメイル」氏ノ初テ論載セシ狂症ニメ精神ノ力漸ク減衰シ麻痺漸ク進テ普ク筋ノ全系ニ達スルヲ以テ其徴トス男子ノ之ニ罹ル事婦人ニ比スレハ遥ニ多シ而メ節制度ナキハ其病原ノ最タル者ナリ然レ共予カ目撃セシ二症之ニ反スル者アリ此二者ハ純然タル戒酒家ノ婦人ニメ決メ飲酒過度ノ者ニアラス然レ共共ニ遺傳ノ素因ヲ有セリ且其夫ノ房事過度ナルカ爲ニ衰弱セシ者ト考フルモ其理ナキニアラス

此症ハ精神ノ變調自發ノ症候ニメ麻痺ハ繼發ノ症候ナルカ或ハ倍氏ノ保證スルカ如ク麻痺ハ自發ノ本病ニメ狂症ハ繼發ノ副病タルカ其辨論囂然タリ然リト雖モ精神ノ變調有時テハ運動ノ變調ト同時ニ發スル事アリ就中精神ノ症候麻痺ノ前ニ發スルハ最モ多キ所ナリ又二三ノ症ニ於テハ麻痺ノ發象僅ニ精神ノ發象ニ先ンスル事アリ是レ公平正直ニ觀察スルノ人ニ在テハ決メ疑團ナキ所ナリ巴氏

八十六症ヲ仔細ニ觀察セシニ其五十一症ハ麻痺ト精神ノ變常ト同時ニ發シ其二十七症ハ麻痺後レテ發シ其八症ハ其先後分明ナラサリシト云ヘリ又「ライデスドルフ」氏ハ第一ノ症候脊髓ニ在ル者ヲ論シ其數症ヲ掲示セリ

運動ノ變候ハ先ツ舌ニ於テ見ラル舌ハ至微至雜ノ運動ヲ掌ル者ニメ殊ニ子韵ニ富ム所ノ語ヲ綴ルニハ最モ夾雜ノ平均ヲ得ン事ヲ要ス患者熱心談話スル時ハ語氣澁滯句々清暢ナラス發語頗ル困難ナルカ如キヲ見ル或ハ説話緩徐ニメ阻滯發音ノ高低強ク或ハ躊躇シ恰モ熟思事ヲ談スルカ如シ舌ヲ突出スル事困難ニメ其筋纎維震搦スルヲ見ル且一方ニ偏メ出ス事能ハス亦顏面諸筋モ動作スル時ニ方テ戰震スル事舌ニ於ルカ如シ殊ニ脣圍ノ筋戰震スルノ狀人將ニ泣ントメ此筋ノ戰震スルカ如シ是等ノ發象ハ皆危險ノ前兆ナリ而メ其初期心思安靜ナルノ時ハ之ヲ發スル事ナシト雖モ前夜睡ラサリシカ或ハ某ノ因アリテ劇ク興奮スル時ハ明ニ之ヲ見ルヘキナリ瞳孔ノ大サ不同ナルハ屢初期ニ於テ見ル所ナリ然レ共此症ノ確徵ニアラス有時テハ他ノ狂症ニ於テモ之ヲ見ル事アリ又全身麻痺ニ於テ

モ之ヲ見サル事アリ或ハ初期ニ於テ一時ノ斜視ヲ顯ハシ爾後上瞼僅ニ垂下スル事アリ病勢加ハルニ從テ歩行自由ナラス正ク足ヲ揚クル能ハス強ク地ヲ踏ム能ハス揩ヲ登リ不平ノ地ヲ行クニ躓キ易ク或ハ直行ヌ忽然路ヲ轉セントト欲スレハ蹌浪タル事恰モ醉人ノ如シ然レ共行歩甚タ快捷ニヌ自ラ非常ノ健足ナリト思フヲ常トス而ヌ熟手自然ニ成ル所ノ手巧（寫字縫裁等ノ如シ）ニ必要ナル微細ノ運動ハ全ク之ヲ失ス病勢益進ムニ從テ語音益不明トナリ行歩益穩ナラス膝頭其機關ヲ失テ跌倒シ易ク他ノ扶ニ倚ラサレハ再ヒ起ツ事能ハス其終期ニ至テハ反射性ノ運動衰弱シ瞳孔散大ヌ左右ノ大サ齋カラス括約筋其力ヲ失ヒ食物喉頭ニ入テ哽フ事アリ有時テハ上肢若クハ下肢一時攣縮スル事アリ又切齒スル事稀ナリトセス然レ共筋ハ尚電氣ノ刺戟ニ遇テ短縮スルノ性ヲ存ス

皮膚ノ知覺ハ初期既ニ減損スルヲ常トス終期ニ至テハ全ク之ヲ失フ事アリ然レ共或ハ一時非常ニ過敏トナリ之カ爲ニ患者大ニ苦悶ヲ訴フル事アリ極テ僅微ノ觸覺ニ遇モ反射運動ヲ起シ加之搐搦ヲ發スル事アリ筋ノ知覺ハ殊ニ障害ヲ受ル者

ナリ例之ハ夾雜微細ノ運動ハ全ク能セサルノ患者ニメ其精巧健全ノ時ニ下ラスト思ヒ或ハ全然麻痺スルノ病者ニメ自ラ偉丈夫ノ力アリト信スルカ如シ他ノ感覺ハ終期ニ至テ初テ侵サルヽヲ常トス然ル時ハ嗅味ノ感覺減少シ或ハ衰亡シ視力亦衰フ然レ共夜間快活ノ幻想ヲ起ス事アリ予カ療セシ一患者赫々タル天使ノ金楷ヲ渡リテ天ヨリ降ルヲ見シ者アリ又其妻ノ姦淫スルヲ見テ煩悶ニ堪ヘス爲ニ一時ノ狂亂ヲ起セシ者アリ慾火映盛メ之ヲ言行顯ハスハ初期ニ於テ多ク見ル所ナリ然レ共之ニ應スヘキノ力ナク或ハ其力アルモ速ニ之ヲ失フ者ナリ精神ノ變調ハ通常自己ノ權力ト品位トヲ考ル事ノ太タ高キヲ以テ見ルヘシ其初メ暫時抑鬱スルノ後心情著ク變メ各般ノ狀ヲ顯ハス或ハ精神大ニ興起シ快活忻々然トメ渺茫タル企謀ニ從事シ毫モ確切ノ實事ヲ顧ミス百方力ヲ盡メ勉テ能ハサルノ事ヲ遂ント欲スル者アリ或ハ從前ノ氣力ヲ失ヒ瑣々タル小事ヲ苦慮シ思想鈍クメ混亂シ行爲蠢愚ナル者アリ或ハ本性ニ反メ横逆ノ感動行爲ヲ顯ハシ大ニ舊識ヲ驚カシムル者アリ例之ハ平素守節ノ性ニ似ス荒婬ニメ度ナキ者アリ或ハ贖ヒ得サル

所ノ數多ノ寶玉ヲ命シ或ハ意ニ應スル者アレハ之ヲ盜ム事アルカ如シ精神ノ變調一旦發シ來リテ之ヲ妨クル者ナケレハ自己ノ權力威風ニ矜リ却テ蠢然タル妄想ヲ起スヲ常トス例之ハ身體搖動〆倒レントスルモ支ヘ得サルカ如キ患者ニ〆自ラ黒爾克留斯《ヘルクリウーズ》〔希臘往古ノ將ナリ驍勇ヲ以テ顯ハル〕ノ勇威アリト稱シ或ハ孜々ト〆布片紙屑若クハ硝子片ヲ集メ之ヲ以テ高價ノ品トナシ以テ億萬金ノ銀單ニ用ント欲シ而〆紐育府ヲ覗ル事一芥ノ如ク恬然之ヲ他ニ贈ント謂フ者アリ或ハ自己ノ快樂ヲ國王ニ命スルノ權力アリト謂ヒ其言未タ終ラサルニ自己ノ陋屋ニ還ン事ヲ王ニ懇願スル者アリ或ハ自己ノ陽勢既ニ衰フルヲ知ラス欣然自ラ誇テ曰ク皇女ヲ迎テ吾カ妻ト爲スヘシ數多ノ皇子吾カ腰ヨリ生ルヘシト而〆記力ヲ失フノ甚キ驕傲ニ似サルノミナラス全ク相反ス則チ臥病ノ日月幾千ナルヤ全ク失忘スル者アリ或ハ己ノ妻ナキヲ抗論スルモ妻ノ訪ヒ來ルアレハ能ク之ヲ認メ忻然ト〆之ヲ遇スル者アリ或症ニ於テハ恐怖ノ妄想抑鬱ノ意思ト合併シ驕傲ナルノ間ニ沈憂ノ日ヲ交フル事アリ又相貌體容ニ於テ昏迷ト沈憂トヲ相混スル所ノ者アリテ悲歎ノ妄想威風ノ妄想ニ於ル

カ如ク甚キ者アリ則チ其全體若クハ一部變形セリト或ハ自體非常ニ變大セリト或ハ目視ル能ハス耳聽ク能ハスト或ハ咽喉壅塞セリト思想スル者アリ學士克勞《クロウ》斯敦《ストン》氏ノ説ニ抑鬱ヲ兼ネタル全身麻痺ノ症ト結核病トハ親ク相關渉スル所アリト云ヘリ又稀有ノ症ニ〆其智力漸々減損スルヲ以テ本體トナス者アリ即チ昏迷ノ状初期ヨリ漸々増劇スル者ナリ本症ノ經過中屢興奮暴動ヲ發スル事アリ「マイエル」氏ノ經驗ニ據レハ其發作間ハ頭部發熱シ爾後精神ノ衰弱漸ク加ハルト云フ其末期死ニ瀕スルノ時ニ至テハ失神甚ク顔貌無情ノ假面ヲ蓋フカ如ク有時テハ僅ニ微笑ノ搖クヲ見ル事アリ或ハ露齒苦笑怖ルヘキノ状ニ止ル事アリ然レ共其終期復分明ノ妄想ヲナス事能ハサル時ニ臨テモ尚黄金車或ハ百萬金ノ語ヲ喃々語ル事アリ

〔全身麻痺經過〕此症ハ漸々死ニ赴ク者ナリ然レ共必死ノ症ニ非ス其初期ノ療法宜キヲ得レハ大ニ進善シ病勢ヲ挫クニ似タリ或ハ眞ニ恢復スル事アリト云フ者アリ又出格ノ症ニ於テハ間歇アリテ十年間モ持續セシ者アリ概〆論セハ其増

進スル事不整ニメ其經過通常數月ヨリ大凡三年ニ至ル而メ三十歳前ニ之ヲ發スル者ハ甚タ稀ナリ病勢稍進ム者ニ在テハ忽然癲癇的ノ搐搦ヲ起シ兼テ人事不省ヲ發スル事少カラス而メ此發作ノ後ハ麻痺及ヒ精神ノ衰弱共ニ増盛ス學士「サンデル」氏ノ經驗ニ據レハ此症ニ於テハ體熱一二度ヲ降ルヲ常トスレ共癲狂的ノ興奮過度ナル時ハ一時上昇シ靜穩ニ復スレハ再ヒ降ル者ナリト云フ又全然昏睡スルカ或ハ癲癇的ノ搐搦ヲ發スルノ時即チ所謂充血發作ノ間ハ熱度著ク昇ルヲ常トス一患者體熱九十八度ナリシ者此發作ノ後一時間ニメ百五度ニ昇リ次日百六度ニ達シ發作ノ起リシヨリ三十六時ニメ斃レシ事アリ學士克勞斯敦氏ハ同一ノ患者時期ノ異ナルニ從ヒ五度八分ノ差ヲ生スヘキ事ヲ目撃セリ其最モ悼ムヘキノ末期即チ生命將ニ滅セントメ搖蕩スルノ時ニ至テハ惡性ノ大ナル蓐瘡ヲ生シ注意切ナルモ尚之ヲ生ス下利或ハ肺炎ニ由テ久來待ツ所ノ終命ヲ促ス者ナリ

○以上數種ノ狂症ヲ論説シ了レリ今其症候ノ最モ顯著ナル者ヲ類集スル事左ノ如シ

第一　情狂

其一　癲狂的心情乖錯　譫妄ナキノ癲狂

其二　鬱憂的抑鬱即チ單純鬱憂症

其三　本眞德行狂　狂性稟賦即チ痙攣性神經質（未タ狂病ニ至ラサルモ之ニ近キ者ナリ）

第二　智狂

其一　全症

甲　癲狂

急性症

慢性症

復歸症

乙　急性鬱憂症

其二　不全症

甲　癖狂

乙　鬱憂症　悒悶症

其三　失神 ─ 自發症
　　　　　　　繼發症

其四　痴呆

其五　全身麻痺

凡ソ症候ニ從テ此病ヲ分類スル者ハ此ト彼トヲ問ハス皆未タ確定セサルノ分類ナリ畢竟狂病ノ類別ハ病理上眞ニ存スル者ニアラス唯精神ノ變常ニ輕重ノ別アルノミ即チ健全ノ精神ヨリ違フ事ノ度ニ於テ差等アルニ過キス故ニ數症相混同スル事アリ互ニ襲替スル事アリ漸々序ヲ追テ變遷スル事アリ是ヲ以テ孰レノ分類法ヲ用ルモ能ク此一段ヲ了解セン事ヲ要ス然ルニ學説上ニハ天然決メナキ所ノ別ヲ設ケ隨テ天然上ニ判然タル分界ヲ立テ以テ人意ト相投合スル所ノ眞物ヲ生セシム加之尚一歩ヲ進ム時ハ觀察ニ由テ統類スル所ノ者ヲ以テ確乎タル眞物ニ變シ遂ニ自己ノ意ニ逼テ眞ニ其物ノ存スルヲ許ルサシム是レ世人ノ大ナル通癖ナリ狂病ノ如キモ本來唯一定樣ノ病トメ論載スヘシ其病タル心情不和行爲偏癖ノ

症ヨリ漸ク鬱憂或ハ癲狂ニ變シ終ニ增長メ失神ニ陷ル者ナリ是累世易ハラサル所ノ精神病自然ノ經過ナリ故ニ此病ノ症狀異ナルニ從テ各別ニ其名ヲ下シ以テ之ヲ記載スト雖モ固ヨリ己ムヲ得サルニ出ツル者ニメ決メ之ヲ以テ其本眞ノ互ノ關係ヲ忽ニスル事勿レ其眞ノ關係タルヤ一定樣ノ精神運營乖錯スルノ時期相異ナルニアルノミ

第五章　診斷ヲ論ス

精神病ノ診斷タル或ハ易ク或ハ難シ急性癲狂ノ如キハ他病ト混同スル事能ハス唯之ニ就テ疑ヲ容ルヘキ者ハ佯テ此病ヲ擬セント欲スルノ人ニアルノミ然レ共能ク熟達ノ觀察家ヲ欺キ得ン爲ニハ此病ニ發スルカ如キ粗暴不安ノ顏色片々連續ナキノ思慮反復常ナキノ動作滑舌喋々ノ辯ヲ巧ニ擬スル者ニアラサレハ能ハス又幾ク巧ナルモ癲狂人ニ於ルカ如ク數日睡ラス或ハ數周間僅ニ眠ルノミニメ其間不絶活潑ナル能ハス急性癲狂ノ患者ハ皮膚乾燥メ粗澁或ハ粘滑ナレ共之ヲ佯ル者ハ勉テ筋ノ運動ヲ保タントスルカ故ニ其皮膚熱メ發汗セサル者ナシ腦、膜、炎ハ其確切固有ノ症候アルヲ以テ癲狂ト鑑別スル事容易ナルヘシ則チ其寒戰先驅ノ症ニメ或ハ之ヲ發セサル事アリ頭痛發熱瞳孔縮小及羞明ニ由リ筋力ノ映盛發作アリテ連續セス且屢痙攣搐搦ヲ起スニ由リ譫語ノ急劇ナルト五官ノ錯知活潑ナルトニ由リ其經過速ニメ早ク快癒ニ赴キ或ハ死ニ至ルヲ以テ知ルヘシ酒客譫妄モ亦確徴アルカ故ニ之ヲ分別スルヲ得ヘシ則チ筋ノ戰震一異恐怖ノ錯知及ヒ幻想脈軟弱皮膚厥冷舌白苔アリテ震搦スル者是ナリ然レ共狂性ノ素因有力ナル者或ハ曾テ發狂セシ者或ハ曾テ危篤ノ頭傷ヲ受ケシ者ハ貪飲ノ後一時眞ノ癲狂ヲ發スル事アリ宜ク留心スヘシ此暫時ノ發狂ニ於テハ危険ノ幻想ヲ起シ爲ニ罪ヲ犯ス事アルモ後ニ至テハ全ク之ヲ記スル事ナシ是等ノ件ヲ以テ密ニ推究セハ明ニ其症タル事ヲ知ルヘキナリ又連綿節度ナキ者或ハ久來ノ貪飲家ニ在テハ酒客譫妄ヲ發セスメ眞ノ癲狂ヲ發スル事アリ快活暴劇ノ譫妄ヲ以テ其徴トス

慢性癲狂ハ狂病中ノ最モ欺キ易キ者ナリ故ニ寒列《ハムレット》〔舌克斯畢ノ演戲ノ曲ニ寒列ト題スル者アリ其伯父ノ害ヲ避ントメ狂病ヲ佯作セシ事ヲ載セタリ〕ノ巧ヲ以テ之ヲ擬スルトキハ眞ニ特拔ノ人ト雖モ欺カルヽ事アリ

然レ共通常此症ヲ擬スルノ人ハ其固有ノ廉耻ヲ破ルニ過キ其言放縱ナルニ過キ其行荒暴ナルニ過キテ却テ其顔貌ニ至テハ癲狂ヲ擬スルニ足ラサル事殆ト確然タリ或ハ狂人ト常人トハ大ニ懸隔スト云フノ俗説ニ拘泥シ却テ吾カ擬セント欲スル眞ノ情狀ニ至テハ全ク之ヲ了解セサル者アリ故ニ熟達ノ人ハ其識淺キヲ看破スヘシ又他人ヲ〆自己ノ發狂タルヲ認メ得セシメンニハ大ニ顯著ノ所爲ナクンハアラスト思ヒ荒唐亂話恰モ惡漢ノ如ク練磨ノ人ニ非ルモ少ク知識アル者ハ其擬ノ足ラサルヲ悟ルヘシ又眞ノ狂人ナラハ所爲穩靜ニ〆應答理ニ適スヘキノ時ニ方テ佯者ハ却テ輕易ノ事モ記スル能ハス又正筭スル能ハサルノ狀ヲ擬セントシ且放縱ノ行ヲナシ蠢愚不當ノ答ヲナサント欲ス又彼ノ狂人タルヲ疑フモ決〆之ニ激シ之ヲ怒ルノ狀ナシ或ハ狂人ノ當然現ハスヘキ二三ノ症候ヲ談シ彼佯者ヲ〆偶然之ヲ聞カシメ爾後之ニ倣フヤ否ヤヲ注目スルモ亦適切ノ策ト謂フヘシ或ハ其人説話スルヲ欲セス汚穢ノ習慣ヲ兼ネ恍惚ト〆失神ノ狀ヲ擬スル者アリ是レ僞狂ノ最モ多ク其診斷一層困難ナル者ニ〆久ク留心スルニ非レハ之ヲ發

露スル事能ハス有時テハ伴者ノ久キニ堪ル事實ニ驚クヘキ者アリ學士抜古尼爾《バクニル》氏ノ説ニ二年間餘狂狀ヲ擬シ遂ニ看破セラレシ者アリト云フ伴人ヲ處スルニ方テ常ニ銘心スヘキ貴重ノ二訣アリ其一ハ勉テ他ヲ欺カントスルノ情アルヲ窺ヒ其二ハ其症候一定ノ精神病ト符合スルヤ否ヤヲ察スルニ是ナリ其狂ヲ擬スル實ニ巧ニメ能ク熟達ノ觀察ヲモ欺クヘキ者ハ其固有ノ性其詐ル所ノ性ト相伯仲スル者ナリト云フモ亦妄談ニ非ルナリ何トナレハ其擬スル所ノ症候中眞ノ症候アルニ非レハ其全症相齟齬スル者アルヘク又曾テ熟知スル所ノ精神病トハ符合セサル者アルヘキヲ以テナリ

慢性癲狂或ハ癖狂ニ罹ルノ患者ニメ自ラ之ヲ信セス或ハ勉テ之ヲ匿サントスル者アリ之ヲ發露スル事甚タ難シ通常其病ノ徴候タルヤ相貌態容ニ於テ見ルヘシ抜古尼爾氏曰ク此患者ハ相貌特異ニ變調スル者アリ或ハ定了著明ノ劇情ヲ顯ハス者アリ或ハ蔑視傲慢或ハ愁眉堅執或ハ顰笑浮華或ハ波眼ニメ貪慾ヲ表スル者アリ是レ其徴候ノ最タル者ナリト其態容ニ於ルモ亦或ハ傲慢或ハ沉憂或ハ不安ナル者アリ而メ衣服整ハスメ之ヲ意トセサ

ル者アリ有時テハ其擧止衣飾共ニ異様ニメ能ク穏匿セント欲スルモ得ヘカラサル者アリ其妄想ヲ發露センカ爲ニハ患者ニ觸ルヽ所ノ諸般ノ物件其特異ナル相貌或ハ穏微ノ事件ニ至ルマテ能ク之ヲ守リ之ニ留心シ靜ニ之ヲ踪跡シ仔細ニ探リ得ン事ヲ要ス患者設シ某ノ物件ヲ速ニ終ラント欲スルカ或ハ之ヲ避クルカ如クナル時ハ急ニ撞進セス徐々ニ之ヲ以テ逼ルヘシ設シ其事ヲ談スルヲ欲セス或ハ之カ爲ニ怒ヲ發スル事アレハ其厭惡激怒モ亦彼ノ意ヲ知ルニ要アリ總テ之ヲ行フニハ勉テ靜柔温和ニメ無益ノ怒ヲ起サシメス却テ彼ヲメ親睦ノ意ヲ生セシメン事ヲ要ス以上ノ方法ハ健全ノ智力ト不健ノ智力トヲ相戰ハシムル者ニメ乙ハ防守ノ兵ナルカ故ニ其弱ヲ償フヘク甲ハ攻擊ノ軍ナルカ故ニ其强ヲ減スル者ナリ世俗ノ説ニ曰ク狂人ハ屢其妄想ヲ蔽、フト雖モ他ヨリ之ヲ指明スル時ハ之ヲ拒、ム事能ハスト「ハインロート」氏亦此説ニ左祖セリ雖然共凡百ノ症皆然ルニ非ス或ハ奮然其妄想ヲ秘スル事恰モ彼得《ピートル》カ危窮ノ時ニ方テ救主ノ名ヲ諱ミシニ齋キ者アリ（新約全書馬太傳福音書ノ第廿六章ニ見ユ）或ハ加之其妄想ヲ戯言ニ混メ辨駁セント欲スル者アリ若シ百方其効ナキ時ハ痛ムヘキノ策ト雖モ患者ノ自愛ヲ破リ之ヲメ怒ラシムル時ハ大ニ其効ヲ見ルヘシ猜疑ノ心解ケサルモ怒氣ヲ發スル時ハ其穏慝ノ妄想ヲ顯ハス事アリ凡テ熟達ノ人ニメ能ク忍耐固執ナル時ハ其妄想ヲ發露シ得サル事稀ナリ又疑團解ケ難キノ症ニ於テハ患者ニ筆ヲ與ヘ字ヲ寫サシムルモ亦良策ナリ言語ヲ以テハ勉テ其妄想ヲ蔽ハント欲スルモ文字ニ於テハ非常ニ放縱ナル妄想ヲ寫シ出シ殆ト驚愕スル事アリ又從前ノ履歴ヲ仔細ニ考索スルノ必要ナルハ固ヨリ論ヲ竣タス之ニ由テ遺傳ノ惡質ヲ有スルヤ否ヤ其強弱幾千ナルヤ曾テ發狂セシ事ナキヤ曾テ感動品性及ヒ慣習ノ變ヲ起セシ事ナキヤ殊ニ劇キ狂因ニ觸ルヽノ後ヲ知ルヘシ發狂ノ初期ニ於テハ他人ノ己ヲ狂人ト認ムヘキヲ狐疑シ熱心憤烈己ノ病患ヲ説明シ勉テ己ノ狂人ナラサルヲ信セシメント欲スル者アリ

鬱憂症ハ之ヲ診決スル事困難ナラサルヲ常トス其患者多クハ悒悶ノ妄想ヲ慝サヽルヲ以テナリ然レ共此症ニ於テモ之ヲ慝クスノミナラス他人ノ言ヲ拒ム者アリ殺人若クハ自盡ノ意思アリテ心情悽慘タル者ハ保護ノ人ヲ遠サケ能ク其目途

ヲ達セント欲メ實ニ其意思ヲ慝クシ又他人ノ言ヲ拒ム事アリ不學ノ人ト雖モ好意ノ友人アリテ抑制スルノ間ハ如斯キ擧動ヲ起サヽル者一旦之ヲ離ルヽ時ハ自盡若クハ他ヲ害セン事ヲ謀リ或ハ兩ナカラ之ヲ行ヒシ者間之アリ又全ク自己ノ病ヲ包ミ能ハサルモ其抑鬱ノ症狀ヲ以テ幽閉セラルヽ所爲ニ歸シ吾カ家ニ在ラハ全ク健康ナラント言ヒ固ク之ヲ誓フ者アリ如斯ク熱心奮勵抑制ヲ免レントスルハ未タ眞ニ抑制ヲ解クニ適セサルノ確徴ナリ如斯キ症ニ於テハ日々患者ヲ守護セン事ヲ要ス一日ハ秘セシ所ノ妄想モ他日ハ復之ヲ顯ハス事アリ殊ニ勉テ健全ノ狀ヲ擬スルモ其免レ難キヲ知ル時ハ甚タ妄想ヲ顯シ易キヲ以テナリ

依剥昆垤兒症ト鬱憂症トヲ分別スルモ亦緊要ナリ甲ノ人ハ他人ヲ害シ刑ニ處セラルヽ事アルモ乙ニ在テハ盖シナキ所ナリ依剥昆垤兒性ノ患者ハ其疾患ヲ某ノ形器病ニ歸シ（實ニ多少ノ形器障害ヲ受ル者アリ）多般ノ有機性機能或ハ其二三ノ者ニ於テ過甚ノ知覺ヲ顯ハシ之カ爲ニ疾患上ニ於テ許多ノ妄想ヲ起シ或ハ其疾病ニ關スル心思ノ習慣ハ全ク乖錯スル事アリ好テ自己ノ疾患ヲ談シ好テ醫家ニ商議シ極テ其生ヲ

重ンシ決〆自盡ヲ企ルノ意ナシ其智力健全ニ〆其感動モ疾患ニ關スルノ他ハ毫モ違常アル事ナシ鬱憂症ハ之ニ反〆其病ヲ奇異無根ノ因ニ歸シ其因外ヨリ來ル者アリ體内ニ據ル者アリ精神ニアル者アリ或ハ身心ヲ占ル者アリ之カ爲ニ屢單純一定ノ妄想ヲ固守スル事アリ其苦悶ハ專ラ精神ヨリ生出スル者ナリ而〆醫藥ノ効ナキヲ固守シ且屢自盡ヲ企ル事アリ此症ハ情ノ運用深ク害セラルヽ者ニ〆智力ハ妄想ノ他彰著ノ變ナシト雖モ亦之ヲ逞フスル事能ハス是レ此二症ノ異ナル所ナリ然レ共依剌昆垤兒症モ眞ノ鬱憂症ニ轉スル事アリ又之ト合併スル事アリ又純然タル依剌昆垤兒性ノ鬱憂症モ其極度ニ至レハ乖錯ノ行爲ヲナス事アリ故ニ忽々ニ看過スル勿ラン事ヲ要ス

昏迷鬱憂症ハ急性失神ト混同シ易ク且初期ニ在テハ毎ニ分別スル事能ハス鬱憂ノ患者ハ其容貌驚愕スル者ノ如ク或ハ失氣〆相貌ノ動カサル者ノ如シ其精神不明ナルノ狀恰モ外界ト精神トノ間ニ雲霧ノ遮蔽スルカ如シ患者一處ニ佇立シ或ハ坐居シ或ハ徐ニ來往スル他ヨリ之ヲ動カシ或ハ之ニ食ヲ與ヘントスル時ハ之ニ抵抗スル事アリ有時テハ自盡ノ意甚タ强キ事アリ又或ハ暫時ノ興奮ヲ起ス事ア

リ恢復スルノ後恍ト〆其病狀ヲ記スル事恰モ苦夢ノ覺タルカ如ク或ハ怪異怕ルヘキ事ニ遇テ失氣シ其間略身邊ノ事ヲ知ルト雖モ之ヲ言フ能ハサルカ如シ失神ノ症ニ於テハ顏貌無情ニ〆之ヲ動カシ之ニ食ヲ與ルニ決〆抵抗スル事ナク自盡ヲ企ル事ナク體ノ機能ハ前症ニ比スレハ害ヲ蒙ル事少ク且恢復ノ後一モ其病狀ヲ記スル事ナシ

一般ノ世事若クハ罪業ニ就テ偏癖ト狂病トヲ辨別セン事ヲ要ス本來此二者ハ大ニ相懸隔スル者ナリ眞ノ癖人ト稱スヘキ者ハ獨一ノ氣象强ク〆浮華ノ風ナク廣大本原ノ見アリテ大ニ端正ノ勇ヲ具ヘ一般ノ俗説ニ籠絡セラレス世ノ誹謗ヲ顧ル事少シ衆人ハ習慣ト虛誕トニ驅役セラルト雖モ癖人ハ之ニ拘泥セス是レ蓋シ衆人ト異ナル所ナリ且癖人ハ決〆發狂ニ陷ル事ナシ然レ共裝テ偏癖ヲナス者ハ甚タ發狂ニ終リ易シ精神懦弱ニ〆發育教導宜キヲ得サル者ハ之ニ陷ル事多シ其人タル眞ニ獨一ノ氣象ナク浮華ノ風甚ク其智小ニ〆情欲ノ驅役タルニ過キス愚直偏癖ノ行アルモ其本然ノ性ヲ偶然ニ發スル者ニアラス他ノ耳目ヲ驚カスカ爲

ニ出ル所ノ病的願望ナリ此人ハ精神既ニ變常〆狂病ノ先驅症ヲ顯ハス者ト謂フヘシ而〆房事ニ耽ラサレハ多クハ手婬家ナリ

所謂德行狂ヲ診斷スルニ方テハ其不善粗暴ノ擧動ヨリ品性感動及ヒ慣習ニ於ル彰著ノ變ニ至ルマテ十分ニ其病原ヲ覓メ以テ之ヲ推究セン事ヲ要ス其不善罪業幾ク甚シト雖モ未タ以テ狂病ノ証トナス事能ハス情欲ヨリ出テス〆疾病ヨリ起ル所ノ一連ノ症候アリテ初テ其狂タルヲ證スヘキナリ故ニ眞ノ德行狂ニ於テ發スヘキ品性ノ乖錯ヲ認知シ又病的ノ變ト其病原トノ相關スルヲ顯ハサンカ爲ニハ唯ニ其擧動ノミニ注目セス細カニ心情ノ全體ニ留心セン事ヲ要ス今竊盜ヲ爲テ警視廳ニ送ラルヽ者ニ於テ直ニ初期全身麻痺ノ症候ヲ認ムヘキ者アリ又敢テ心ヲ動カスノ原ナク或ハ其原アルモ甚タ不十分ニ〆唯ニ鬱憂的ノ苦悶ニ逼テ他ヲ害殺スル者アリ或ハ心情錯亂〆暴動ヲナス者ト雖モ熟達ノ人之ヲ視ハ癲癇發作ノ先驅症タルカ或ハ之ニ替テ發セシ事ヲ知ルヘキ者アリ故ニ妄リニ德行狂ノ名ヲ下スヘカラス

今人ヲ殺シ若クハ他ノ暴動ヲナセシ者アリ然ルニ病的ノ意思自ラ制スル能ハスメ之ヲ行ヒシカノ疑團アル時ハ眩暈ヲ兼ネ或ハ搐搦ヲ發スルノ癲癇病者ニ於テ如斯キ事ノアルヘキヲ記念スヘシ若シ癲癇ノ患者人ヲ害殺セシ時ニ方テ顯然心ヲ動カスノ原ナク自己ヲ利スルノ爲ナラス又他ヲ扶クルノ目的ナク些モ預謀ナク怨恨ナク公然之ヲ行フ時ハ自ラ制スヘカラサル病的ノ意思ニ逼テ罪ヲ犯セシ事殆ト明ナリ故ニ此人ヲ目メ罪人トナスヘカラス

全身麻痺ノ症初期ヲ過クルノ後ハ其診斷容易ナリト雖モ有形的ノ徵候ヲ顯ハスノ前ハ其鑑別毎ニ容易ナラス而メ此期ニ於テハ全ク其病ノ爲ニ大ニ難厄ニ遇フ事アリ（警視廳ニ送ラレ或ハ徒ニ婚ヲ結フカ如シ）此症ヲ診斷スルニ臨テハ其患者ノ品行如何ヲ密ニ酌量センヿヲ要ス即チ其行フ所其心ニ原ク所アリテ且之ヲ説明スヘキ所アルカ或ハ全ク否ラサルカヲ精細ニ考究スヘシ又患者興奮スルノ際若クハ夜間不眠ノ後ニ於テ言語發音ノ模樣ヲ熟察シ其榮華倨傲ノ心緒ヲ考ヘ又一定確切ノ妄想ナキモ自己ニ關スル万般ノ事ヲ談スル皆荒唐放縱ナルノ狀ニ注目センヿヲ要ス此症ノ

初期ニ於テハ患者曾テ見シ所ノ物曾テ偶然關係セシ所ノ事ヲ説クニ皆放縦妄談ニメ未熟ノ人ト雖モ一目以テ其言ノ全ク妄想タルヲ定ムヘシ然レ共又自己ニ關メ説ク所ノ言ニ於テハ初ヨリ全ク妄談虚言ナルニ非ス多少其根據アルヲ知ルヘシ故ニ病ノ初期ニ在テハマヽ靜穏ニメ外見平常ナルカ如キ事アリ此症ノ患者ニ就テ直ニ注目スヘキ二ノ要訣アリ其一ハ言語ノ變及ヒ記力心力ノ失亡ヲ徴スヘキ者其二ハ其症候ヲ患者ニ示ス時ニ方テ自ラ之ヲ考フル事ノ如何ヲ見ルニアリ其症候現ニ存スルモ患者全ク之ヲ知ラサルカ或ハ其健康ナラサルヲ知ルト雖モ其症候ヲ嘲笑シ之ヲ輕ンスル時ハ屢見ル所ナリ全身麻痺ニ陥ルノ兆タル事殆ト了然タリ

第六章　病理ヲ論ス

急性癲狂ノ爲ニ斃レシ所ノ屍體ニ於テ其脳中一モ病的ノ變ヲ見サル事アリ然リト雖モ其基質ノ中ニ於テ其機能ノ變調ト相比スヘキ所ノ變ヲ見ル事アルモ亦確乎タル所ナリ神經元質ノ微妙ナル造構ト其機能ノ如何トニ至テハ予輩未タ一モ識ル所ナシ而メ其生死ノ間ニ於テハ其形情ノ相異ナル事固ヨリ疑ナシト雖モ其理學的及ヒ化學的ノ別ニ至テハ未タ判然タル能ハサルナリ然レ共考究ノ道漸ク進ムニ從テ神經ニ病的ノ變ヲ見サル所ノ狂症漸ク減スルニ至レリ故ニ如斯キ變ノ存スヘキヲ辨論スル事最モ確切ニメ且明了ナル者ハ必ス考索最モ精密ナルノ人ナリ凡ソ病毒ノ織質ヲ害スル者ハ其性最モ劇烈ナルヨリハ稍劣弱ニメ久ク體ニ感染スル者ヲ以テ多シトス狂病ニ於ルモ亦然リ之ニ由テ彰著ナル形器ノ變ヲ生スヘキ者ハ精神ノ錯亂甚クメ且持續久キ者ニ於ルノミ即チ慢性癲狂慢性失神全身麻痺及ヒ癲癇ヲ兼ル所ノ狂症等ヲ患ヒシ者ニ於テ病的ノ變ヲ探リ得サル者ハ殆ト少ナリ

神經ニ行ハルヽ電氣ノ性ヲ考ヘ又神經ニ由テ刺戟ヲ傳達スルノ發象ヲ究テヨリ其精微ナル分子ノ内ニハ縱令ヒ得テ見ルヘカラストト雖モ緊要ナル分子變動ノ存スル事ヲ了解セリ加之其機能ニ關スル空理上ノ妄談ハ全ク之ヲ廢スヘキ事ヲ知リ又其發象ハ其性ノ何タルヲ問ハス皆理學的及ヒ化學的ノ景情ヨリ生スル者ナレハ必ス之ニ由テ確實ニ研究スヘキ事ヲ證明セリ夫レ神經ニ由テ刺戟ヲ傳達スルハ秤量ナキ物質アリテ即時通過スルノ故ニ非ス其分子造構ヲ變スルニ由ルナリ其變形スル爲ニハ必ス多少ノ時間ヲ費サン事ヲ要ス故ニ今一刺戟ヲ神經ノ末端ヨリ中心端ニ達センニハ必ス一定ノ時ヲ要スルナリ其長短各人皆齊一ナル事能ハス又同一ノ人ニ於ルモ時ニ從テ遲速ナキヲ得ス而メ其刺戟腦ニ達メ後運動ヲ起サントスルノ意ヲ筋ニ通スルノ前ニモ亦一定ノ時ヲ消セサルヲ得ス腦ノ運用スヘキ時間ノ長短ニ至テハ未タ一モ考究スル所ナシト雖モ各異ノ人又異ノ時ニ於テ同一ノ精神機能ヲナスニ其長短ノ甚タ相異ナル事了然タリ「ロック」氏曰ク精神健康ナルモ躊躇遲々トメ一歩ヲ進ム能ハサル事アリ又進ントメ止ムヘカラ

サル事アリト由是觀之ハ一事ヲ思慮スルニモ大ニ其長短ノ異ナルアリ盖シ其本原タル分子運用ノ度モ亦同シカラサルナリ精神ヲ勞スルノ后神經ニ消耗アルヲ以テ見レハ其分子運用ノ存スルヲ證スルニ足レリ又大ニ精神ヲ役スルノ后ニ於テハ神經ノ化學反應酸性ニ變シ尿中ニ燐酸鹽ヲ增シ體力ノ脱衰スルヲ覺ユ其反應ヲ變スルハ退謝變形ノ機ニ由テ乳酸ヲ生スルニ由ルナリ其變尿脱力ノ理ニ至テハ神經細胞ニ相當ノ變化アル事ヲ憶想スルヨリハ他ニ之ヲ説明スルノ道ナシ實ニ此精神機能ノ中ニハ最モ微妙ナル運用ノ域アリテ未タ吾カ五官ヲ以テ窺フ能ハサル事恰モ熱ノ震動光ノ波動ニ於ルカ如キナリ而メ狂病ニ於テハ見ルヘカラサル所ノ病的變化アリテ存スル事毫モ疑フヘキニ非ス其病的變化ノ時ニ見ル能ハサルモ亦驚クヘキニアラス眞ニ驚クヘキハ毎常其變化ノ現ハルヘキヲ期セシニアルナリ畢竟造化ノ靈妙人智ニ勝ル事遠シ然ルニ變化ノ得テ見ルヘカラサルヲ以テ其存セサルヲ斷スルハ宛モ盲人ニメ色ナキヲ説キ聾夫ニメ音ナキヲ固守スルカ如シ

狂病ヲ發スヘキ形器ノ變ニ至テハ其説ヲ誤リシノミナラス獨一ノ生ヲ有シ眞確ノ性ヲ具ヘタル神經元質スラ尚其何物タルヲ識ラサリシナリ而〆血管ハ恰モ此病ヲ誘起シ且之ヲ輔翼スル第一ノ原因タルカ如ク大ニ血管ノミニ刻苦セリ然レ共精神ノ錯亂ハ實ニ炎症ニ於ルカ如ク神經元質直達ノ變ヲ以テ第一歩トナシ血管ノ變ハ之ニ次ク者多シ今某ノ組織ニ重學的若クハ化學的ノ損傷ヲ受ル時ハ其部ノ神經元質先ツ害ヲ蒙リ次テ血液灌漑血管膨張血液凝着ノ變ヲ生シ來ル事「リステル」氏ノ試驗ヲ以テ證明スヘキナリ故ニ腦ノ神經元質ヲ害スル事アレハ其何ニ由テ生スルヲ問ハス精神ヲ勞スルノ過度ナルニ由リ憂苦ノ情切ナルニ由リ血液ノ中毒ニ由リ直達ノ損傷ニ由リ或ハ反射性ノ刺戟ニ由ル事アリ皆齊シク機能ノ障害ヲ起シ血管變常ヲ合併シ或ハ繼發スル事アルハ容易ニ了解スヘキナリ玆ニ於テカ神經元質ノ生機ヲ減シ其力ノ異常錯亂スルヲ見ルヘシ然レ共血液運行ノ變ハ同一ノ因ニ由テ同時ニ發スルカ或ハ次テ起ル所ノ結果ナリ設シ遺傳ノ惡質アル時ハ神經元質ノ造構生來不良ナルカ或ハ欠ル所アルヘシ故ニ之ヲ虐スル時ハ其害ヲ蒙ル事健全ノ者ヨリハ一層容易ナリトス斯篤里規尼ノ功驗

以テ此説ノ次序ヲ辨解スルニ足レリ今此藥劑ヲ以テ犬ヲ毒殺スル時ハ其體一モ病的ノ變ヲ見ル事ナシ或ハ之ヲ見ル事アレハ脊髓ノ充血毛様管ノ瘤狀膨大若クハ灰白質ニ於ル少許ノ血液滲漏ナリ此中毒ニ於テ直達劇烈ノ害ヲ受ル者ハ神經元質ナリ其充血ノ如キハ其病機作用ヨリ生スル者ニ〆第二ノ結果タル事判然タリ又數多ノ狂症ニ於ルモ此次序ヲ説明スヘキ簡短ノ病史アリ今搐搦ノ作用ヲ脊髓細胞ヨリ腦ノ皮様質細胞ニ波及スル時ハ其結果ト〆急性劇度ノ癲狂ヲ發ス此症ニ於テ血液ノ灌漑急劇ナルハ神經變常ト同時ニ發スルモ其原因タラサル事明亮ナリ所謂暫發狂（Mania transitoria）ナル者ニ於テハ卒然ト〆劇キ兇猛ヲ發シ躁暴ノ擧動ヲナシ屢殘忍ノ意思ヲ顯ハス事アリ顏面紅ヲ潮シ頭部發熱シ血液ノ腦ニ灌漑スル事顯然タリ而〆暫時ニ〆其兇猛沈靜シ精神故ニ復シ僅ニ發作間ノ事ヲ知ル者アリ或ハ全ク之ヲ記セサル者アリ此症ニ於テ兇猛ヲ發スヘキ第一有力ノ原因ハ血液ノ灌漑ナリシカ曰ク否ラサルナリ抑此症ノ發作タルヤ癲癇ニ類似スル者ニ〆其充血ハ斯篤里規尼ノ中毒ニ由テ脊髓ニ充血ヲ起スト同一般ナル

者ナリ然ハ則チ其病原ハ寧ロ神經中樞ノ劇キ變調ニ〆血液ノ灌漑ハ之カ爲ニ生スル所ノ續症ナラサルヲ得ンヤ慢性癲狂ニ於テ充血ノ彰著ナルモ亦其原因ニアラス却テ神經元質ニ存スル病的作用ノ致ス所ニ〆其作用ヲ證明スヘキ者ナリ又某ノ狂症ニ於テ生間一定ノ妄想アリシト雖モ死后ニ至テハ特別ノ病變ヲ顯ハサヽル者アリ此症ニ於テハ實ニ一定ノ病的作用存スルアリト雖モ神經機能ノ最モ幽冥ナル所ニ位シ吾カ五官ノ未タ達スル能ハサルノ域ニ在ル者ナリ是ヲ以テ神經元質ノミニ留心注目セハ正ク其變常ノ樣ヲ認知スルヲ得ン然レ共其變常タルヤ精神錯亂トナリテ顯ハルヽノミニ〆他ニ之ヲ覓ムヘキノ道ナシ故ニ眞正ノ解ヲ與フヘキ者ハ現ニ目擊スヘキ所ノ病的發象ニ於ルノミ

然リト雖モ外因ニ由テ生スル血行ノ障害現ニ此病ヲ養成シ或ハ之ヲ發生セシムル事アリ之ヲ藐視スルハ意見ノ偏スル者ニ〆迷誤ナシト謂ヘカラス神經元質ノ感受敏捷ナルト血液ヲ富有スルトヲ以テ考フレハ血液ノ分量及ヒ性狀ハ此病ノ病理論ニ於テ貴重ノ部分タル事毫モ疑ヲ容レス

〔血液ノ分量及ヒ性質〕脳中ノ血液多キニ過キ又少キニ過ルモ同一般ノ症候ヲ發スヘキ事ハ醫聖依ト氏ノ時代ヨリ既ニ究明セシ所ナリ血液ト神經元質トハ其關係須臾モ離ルヘカラサル者ニメ血液ノ順行以テ神經元質ニ適宜ノ物質ヲ補給シ又其老廢セル物質ヲ輸出ス一旦血液輻湊豬留メ老廢物ヲ輸リ去ラス又欠乏ノ點ニ補給ヲ與ヘサル事アルカ或ハ血量乏ク運行不十分ニメ同一ノ景情ヲ生スル事アルモ其結果ニ至テハ共ニ異ナル事ナシ而メ脳中ノ血行暫時不整ナル事アルモ後患ヲ貽サスメ經過スルヲ得ヘク實ニ如斯キ事少カラス然レ共數次之ヲ發スル事アルカ或ハ稽留スル事アレハ血行ノ不整ハ回復スト雖モ其患害ハ決メ消除セス以テ精神ノ變常ヲ發スルニ足レリ其變常持續スレハ終ニ恒久ノ精神錯亂ヲ釀生ス一定ノ病的作用一部ニ感染シ一旦習、癖、トナル時ハ遂ニ自然ノ性トナリ保護良善ナルモ能ク持續スル事恰モ健全生理作用ニ於ルカ如ク然リ

血中ニ異物ヲ釀生スルカ或ハ異物外ヨリ來リテ血質ヲ損敗スル事アレハ以テ脳中至尊ノ細胞ヲ害スルニ足レリ亞爾箇兒阿片印土大麻等ヲ適宜ニ用レハ速ニ醒

覺スルカ故ニ其害唯暫時ナルカ如シ然リト雖モ神經ノ元質反復是等ノ毒ニ觸ルゝ時ハ之ニ由テ精神變常ノ素因ヲ生スル事毫モ疑ナシ膽液血中ニ混スルカ爲ニ非常ニ抑鬱ノ情ヲ起ス事アリ或ハ痛風患者ノ如ク尿成分血中ニ鬱積〆爲ニ劇度ノ過敏ヲ顯ハス事アリ由是觀之レハ組織ノ老廢物排除セラレサル時ハ至尊ノ中樞ニ其害ヲ及ホス事知ルヘキナリ夫レ血液ハ生活發育ノ機ヲ具フル所ノ流體ニ〆生氣赫々ト〆全體ヲ疾行シ滋養スヘキ物質ヲ以テ諸般ノ組織ニ給與スルノ用ヲナシ又組織ノ運用ニ由テ老廢セシ所ノ物質ヲ己ニ取リ以テ榮養分泌ノ機能ニ由テ之ヲ撰拔シ又排泄スヘキノ地ニ輸スノ用アル者ナリ血液ノ用如斯ク煩雜ナルヲ思ハゝ其成分及ヒ其化合ニ於テ絶エス無數ノ變ヲ生スルト其地位間斷ナク轉變スルトハ自ラ了然タラン而〆其煩雜ナル生活ト功用トノ機轉中ニ於テ非常ノ變ヲ起シ神經元質ノ生ヲ害スヘキ産物ヲ釀スカ如キ事アルモ亦決〆疑ナキ所ナリ血液ノ缺乏ハ他ノ神經病ニ於ルカ如ク此病ニ於ルモ亦貴重ノ一分タル事判然タリ體中ニ於テ生育シ或ハ體外ヨリ來ル所ノ病毒共ニ神經中樞ヲ害スルノ甚

キハ急性熱ノ病毒ヲ以テ之ヲ證スヘキナリ例之ハ惡性窒扶斯ノ症及ヒ外科手術后ノ腐敗性傳染毒ハ直ニ神經元質ヲ斃スニ足レリ或ハ其力稍弱キモ譫語ヲ發セシメ又恐クハ熱後狂ノ素因トナル者ナリ

〔反射作用即チ交感作用〕體中他ノ部ニ病的ノ刺戟アリテ之カ爲ニ至尊ノ中樞ヲ害スル事他ノ神經中樞ニ於ルカ如シ然レ共有時テ如斯ク有時テ否ラサルハ何ソヤ蓋シ體ノ周邊ニ刺戟アリテ或ハ癲癇ヲ發シ或ハ否ヲサルカ如キノミ其理ニ至テハ未タ予輩ノ知ラサル所ナリ然レ共如斯キ交感ニ由テ此病ヲ發スヘキハ許多ノ例ニ由テ證明スヘキナリ又交感ニ由テ慢性ノ狂症ヲ發スル時ハ其病原ニ關スル所ノ妄想ヲ懐ク事アリ則チ他ノ形器ニ特異ノ病アルカ爲ニ其結果トシテ脳ノ變調ヲ繼發セシ事ヲ證スルニ足レリ例之ハ子宮病若クハ卵巣病ニ罹ルノ婦人ハ自ヲ奇異ノ方法ニ由テ子ヲ產セリト思ヒ或ハ生殖器ニ病的ノ刺戟アル者ハ慾情ノ妄想ヲ起ス事アルカ如シ夫レ身體諸器ノ間ニハ最モ十分ノ一致アリ最モ親密ノ關係即チ交感アリ即チ有機體ハ共和ノ一體ニシテ自知ノ良心之ヲ統轄スル者ト謂フヘシ故ニ

腦ハ體中ニ肝胃等アル事ヲ知リ其一器ニ障害アレハ必ス之ニ感スト雖モ直ニ之ヲ自知ノ良心ニ訴ル事ナシ腦ノ此運用ハ各人自ラ之ヲ知ラスト雖モ最モ緊要ナル所ノ者ニメ腦ニ形器的ノ交感アルハ之ニ由ルナリ成丁及笄ノ期ニ於テ生殖器ノ發育精神ニ感シ又夢ノ生殖器ニ感スルカ如キハ此運用ヲ説明スルノ最モ適切ナル者ナリ且此運用ハ病的ノ精神發象ヲ生スルニ貴要ナル者ナリ夫レ此運用ノ貴要ナルヤ如斯ク有機ノ全體各種ノ部分ヨリ成リテ各部互ニ相關係シ能ク平均スル事亦如斯シ然ラハ則チ形器各般ノ運動ハ高上ノ目的ト卑賤ノ功用トニ服事スル者ニメ其動得テ見ルヘキ者アリ否ラサル者アリ知覺スヘキ者アリ否ラサル者アリト雖モ無爲ニメ過ル者アラス必ス全體ニ相當ノ效驗ヲ顯ハシ又精神運用ノ微妙ナル處ニ亘テ感セサル事ナキハ自ラ瞭然タリ

交感作用ニ由テ精神ノ錯亂ヲ生スヘキ病的ノ本原遠隔ノ地ニアラスメ腦自家ニ存スル事アリ腦ノ腫瘍潰瘍及ヒ軟化ノ如キモ精神ノ機能ヲ妨ケサル事アリト雖モ或ハ危險ノ障害ヲ誘發スル事アリ又從來精神ノ疾患アル時ニ方テ腦ノ潰瘍ヲ

發スル事アレハ其症候一旦ハ全ク緩解シ爾後卒然ト〆諸般ノ劇症ヲ再發シ來ル事少シトセス如斯キハ皆其潰瘍ニ由テ生スル所ノ交感作用ナリ

他ニ病原アリテ發スル所ノ腦ノ障害ニ至テハ其輕重一様ナラス今茲ニ之ヲ一言セント欲ス劇甚ノ精神錯亂忽然ト〆顯ハレ又忽然ト〆退ク者ハ機能ニ障害アルノ徴ニ〆顯著ナル形器ノ變ハ得テ見ルヘカラサル者ナリ縦令ヒ機能ノ障害ト雖モ必ス其分子ニ多少ノ變ヲ起サヽルヲ得ス而〆其變化タルヤ神經ノ有極《ポーラル》分子《モレキュール》ニ在ル者ニ〆其變化ノ速ニ現ハレ速ニ没スル事ハ「ヅ、ボーア、ライモン」氏ノ試驗ニ由テ證スルカ如シ

同氏ノ説ニ日ク神經纎維ノ内ニハ電気ヲ含有スル所ノ分子整然并列スル者ニ〆其間ニ之ヲ傳導スヘキ液ヲ以テ充タセリ其分子ハ皆陰陽二極ヲ具ヘ平常其陰極ハ縦ニ面シ其陽極ハ横ニ面ス故ニ其電氣横面ヨリ縦面ニ向テ流通ス若シ某ノ刺戟アレハ容易ニ其分極ノ摸様ヲ變スヘシト云フ今此分子ヲ以テ亞鉛ノ小圓壔トナシ銅ヲ以テ其兩端ノ面ヲ被ヒ從ニ管中ニ鱗列スル者ト相像セハ容易ニ了解スルヲ得ン其他詳悉ノ論ニ至テハ生理學ニ就テ參考スヘシ

今某ノ試驗ヲ以テ神經ノ理學的性質及ヒ其功用ニ暫時一定ノ變ヲ生スル事ヲ得ヘシ是ヲ以テ觀レハ病原ニ由テモ亦同様ノ變ヲ生スヘキ事ヲ信スルニ足レリ病原ハ素ヨリ人巧ニアラスト雖モ其變ヲ生スルニ至テハ人巧ニ於ルト異ナル事ナシ此分子列次ノ變タル

ヤ初ハ其原去レハ速ニ舊ニ復スト雖モ其變劇甚ナルカ或ハ經久ナル時ハ眞ニ滋養及ヒ造搆ノ變ヲ生スルニ足レリ譬ハ唯一時分泌ヲ變スルノ感動モ久ク稽留スル時ハ其器ノ滋養ヲ變スルカ如キナリ

〔運用過度〕凡ソ機能ノ運用アレハ必ス其器質ノ消耗アリ故ニ神經ヲ勞役スルノミニテ定時適度ノ安息ナケレハ其元質必ス變性セサルヲ得ス其確實ナル事宛モ病毒アリテ直達ニ之ヲ害スルカ如ク或ハ重學的ノ刺戟アリテ之ヲ傷フカ如ク又薪炭ヲ加ヘス〆火ノ滅スルカ如キナリ運用ニ由テ解亂シタル所ノ神經元質ヲ再ヒ緊結スル者ハ睡眠ナリ睡眠ハ勞役ノ間費耗シタル所ノ力即チ顯力ヲ同化機能ニ由テ靜力即チ潛力ニ復スル者ナリ故ニ不眠ハ劇甚ノ憂苦或ハ劇度ノ心勞ニ次ク所ノ一苦難ニ〆狂病前驅ノ一症ナリ譬ハ破處ヲ修ント欲スルモ破處大ナレハ能ハサルカ如シ「ポロニウス」氏ノ説ニ曰ク憂苦切ナレハ次テ守更ノ人トナリ次テ輕浮ニ陷リ漸々轉〆發狂シ終ニ躁暴ヲ顯ハスニ至ル事恰モ寒列《ハムレット》ノ如シ如斯キ人ニ於テ睡眠ヲ促スハ恢復ヲ圖ルノ第一策ナリ睡眠ハ苦悶ノ眼ヲ閉チ又神經元質ニ

生スル大破ヲ修ムルノ効アル者ナリ
此病ノ原因タル病理上ノ眼目略斯ノ如シ此他論スヘキ者ハ腦質及ヒ腦膜ニ於テ目撃スヘキ所ノ病的變常ノミ

第七章　病屍解體ヲ論ス

一般ノ考索ニ據レハ狂病ニ於テ每常見ル所ノ病變ハ腦面ト之ニ直接スル所ノ腦膜ニアリ就中皮様質ノ變ハ其最モ貴重ナル者ナリ然レ共腦膜ニ多少發炎ノ徵アリテ殊ニ蛛網膜ニ乳白不透明ヲ顯スハ他ノ病屍ニ於テモ通常見ル所ナリ而メ尋常ノ炎症ハ其近接ノ組織同一ナレハ此元質ヨリ他ノ元質ニ容易ニ蔓延スル事恰モ毒ノ傳染スルカ如シ然レ共其近接ノ組織相異ナル時ハ其炎勢蔓延シ難キノ狀ヲ見ルヘシ例之ハ急性ノ胸膜炎ニ於テ助間筋ノ變ヲ顯ハシ腹膜炎ニ於テ腸ノ筋層ヲ侵ス事アルハ甚タ稀ナリ又腦膜炎ニ於ルモ劇ク腦ノ皮様質ニ波及スル事ナシ設シ否ラスメ其炎腦ノ皮様質ニ蔓延スル事アラハ精神ノ疾患アリシ事毫モ疑ナシ狂病ノ急性期ニ當テ斃ルヽ者ハ甚タ稀ナリ設シ此期ニ於テ腦ヲ撿スル時ハ

其病變ハ必ス急性ノ充血ナリ即チ薄膜ニハ血液ノ灌漑スル事彰著ニメ處々ニ血斑ヲ顯ハシ皮様質ハ多少變色變軟シ刀柄ヲ以テ容易ニ下部ノ白質ト分ツ事ヲ得ヘシ其質多少紅色ノ腺點ヲ顯ハシ又出血ノ斑ヲ交ヘ變軟ノ部ハ紫色或ハ淡紅色トナリ白質中ニモ亦血管點ノ増スヲ見ルヘシ急性癲狂ト急性鬱憂症トニ於テ解屍ノ病變判然タル差異アルヲ見ス其病症ノ全ク相異ナルニ似スト雖モ亦敢テ怪ムヘキニアラス譬ハ亞爾箇兒ハ同一ノ毒ナレ共或ハ之ニ由テ精神活潑トナリ或ハ之ニ由テ鬱憂ノ情ヲ發スルカ如シ其特別ノ病理ニ至テハ各人ノ賦性ニ關スル事大ナリ然レ共癲狂ト鬱憂症トニ於テ症的ノ變全ク欠如スル事アルモ亦信ナリ

慢性ノ狂症ニ於テハ病的ノ損害ヲ見サル事稀ナリ其經過久キヲ經ル者ハ其損害益劇キヲ常トス則チ蛛網膜多少變厚メ白色不透明ノ層ニ變シ下部ノ廻轉部ヲ透徹スル事能ハサル者多シ病勢一層増進シタル者ニ於テハ腦質多少萎縮シ殊ニ廻轉部ニ於テ著シトス即チ其部皺縮メ血液ニ乏ク灰白色ヲ顯ハス其甚キニ至テハ其一部缺損シ蛛網膜下ノ空隙ニ清澄ノ明汁ヲ滲出シ之ヲ以テ其缺ヲ補充スルカ

如キ者アリ學士「ウヰルクス」氏ニ據レハ腦ノ萎縮ハ單一ニ起ル者アリ或ハ慢性炎ノ餘症ニ出ル者アリト云フ薄腦膜ハ有時テ腦面ト癒着シ灰白質ノ一部ヲ損セサレハ之ヲ剥離スル事能ハサル者アリ或ハ此癒着ヲ以テ全身麻痺ニ生スル特別ノ變トナス者アレ共決メ否ラス唯此症ニ於テハ稍數多ナルノミ他ノ慢性狂症殊ニ癲癇ノ後若クハ酒客ニ發スル所ノ症ニ於テハ屢之ヲ見ル事アリ腦室ノ裡膜變厚シ有時テハ細小ノ顆粒ヲ以テ被フ事アリ「マイエル」氏ハ蛛網膜及ヒ薄腦膜ノ裡面ニ此顆粒ヲ目撃セシト云ヘリ學士「ウヰルクス」氏ノ經驗ニ據レハ急性癲狂ノ一症ニ於テ腦室ノ內面微細ナル顆粒狀ヲ顯ハス事アリ又癲癇ニ於ルモ屢之ヲ見ル事アリ其一症顆粒豌豆大ヲナシ腦室ノ全面氷片ノ堆積スルカ如キ者アリシ又某ノ症ニ於テハ其滲出物扁平ニメ片々鱗狀ヲナス事アリト云フ

全身麻痺ノ症ニ於テ最モ多キ所ノ變ハ腦膜ノ水腫薄腦膜ト灰白質トノ癒着皮様質局部ノ變色及ヒ變軟或ハ皮様質ノ表層硬スル者是ナリ稀ニハ是等ノ變化得テ見ルヘカラサル者アリ而メ全腦殊ニ廻轉部ノ多少萎縮スルモ亦通常見ル所ナリ又腦質堅實ニシテ腦室廣濶

トナリ滲出セル明汁ヲ以テ之ヲ充タス事アリ其他蔓延性ノ厚腦膜炎腦膜内ノ溢血或ハ滲漏液ノ層間ニ血液ノ汎溢スル者「ヒルホウ」氏及ヒ「ロキタンスキ」氏ノ所見ニ係ル及ヒ動脈ノ脂肪様變質或ハ石灰様變質ヲ見ル事少ナカラス凡ソ是等ノ變ハ他ノ狂症ニ於ルヨリモ全身麻痺ノ症ニ於テ多ク見ル所ナリ然レ共決〆此症ノミニ限ル者ニアラス又此症ニ於ルモ之ヲ見サル事アリ某症ニ在テハ腦膜炎ノ徴彰著ナル者アリ或ハ萎縮ノ變判然タル者アリ

蛋白元及ヒ纖維元ヲ含ム所ノ惡性滲漏液汎溢〆腦膜ト腦面トヲ膠着スル事アリ或ハ之ヲ以テ黴毒ニ因スル狂症ノ確徴ナリト云ヘリ又護謨狀ノ滲漏物即チ「シヒロマ」是ナリ汎溢セス一局處ニ集積〆恰モ腫瘍ノ狀ヲナシ之ニ由テ腦質ヲ壓迫シ之ニ直接スルノ部ヲ〆變軟セシムル事アリ又其滲漏物腦内ニ汎溢シ或ハ腫瘍ノ狀ヲナシテ其害腦膜ニ及ハサル事アリ元來此滲漏物ハ結組織ノ發育豊盛ヨリ成ル者ニ〆爾後多少ノ脂肪様變質ヲ受ケタル者ナリ故ニ特異ノ新生物ト〆區別スヘキ者ニ非サル事昭カナリ

狂病ノ屍體ニ於テ腦ノ本重ト比重トヲ考究セリト雖モ未タ十分精確ナルヲ得ス士敬氏及ヒ學士「ボイド」氏ノ説ニ據レハ其本重僅ニ増スヲ常トス其増量スル事癲狂ハ最モ多ク全身麻痺ノ症ハ最モ少シ比重モ亦増加シ失神ノ症ニ於テハ比重最モ輕シト雖モ常量ニ比スレハ尚重シ其最モ重キ者ハ癲癇ナリト云フ抜古尼爾氏曰ク如斯ク比重ノ差異ヲ生スルハ其死ノ模様ニ關スル者ナリト又曰ク其増量スル所以ハ粘稠ノ蛋白様液神經本質ノ間ニ沈澱シ次テ其本質皺縮スルニ由ルナリト蓋シ此景況ハ博士「アルベルス」氏ノ所謂腦ノ組織充塞《パレンヒマトウスインファルクション オフ ブレイン》ナル者ニ〆窒扶斯熱老體狂及ヒ愚鈍ノ兒殊ニ瘰癧質ノ者ニ於テ見ル所ノ變ト異ナル事ナキニ似タリ纖維性ノ滲漏液或ハ蛋白元ト纖維元トヲ含ム所ノ滲漏液ハ劇性ノ狂症ニ於テ通常見ル所ノ變化タルカ如シ是レ蓋シ結組織變硬《スクレロシス》ノ致ス所ニ〆腦質萎縮ノ收尾結果ナリ而〆他器肝腎ノ如シニ在テハ慢性炎ト名クル症狀ノ産物ト相比スヘキ者ナリ又同種ノ滲漏液ニ由テ所謂腦ノ肥大ヲ起ス事アリ此肥大ハ狂病及ヒ癲癇ノ單純症ニ於テ間見ル所ノ者ニ〆小兒有時テハ之カ爲ニ斃ルヽ事アリ

輓今顯微鏡ニ依テ此病學ノ考究一歩ヲ進メ稍其説ヲ増加セリ經久ノ狂症殊ニ全身麻痺ノ症ニ於テ結組織繁茂増長シ随テ神經本質ノ頽敗ヲ續發スルハ毎常見ル所ナリ魯《ロキタンスキ》氏及ヒ「ウエドル」氏ノ考索ニ據レハ全身麻痺ニ於テハ脳ノ毛様管多少病變ヲ見ハシ其膨大スル事動脉瘤ノ如ク且多少蜿轉メ僅ニ一振スル所アリ錯綜スル所アリ其甚キハ小結節ヲナス事靜脈腫ニ於ルカ如キ者アリト云ヘリ毛様管小動脉及ヒ小靜脉ノ周圍ニハ胎兒ノ結組織ニ齊キ透明質ノ者ヲ沈着シ内ニ長圓ノ核埋没スルアリ此透明質ノ者漸々變メ纎維状ヲナシ今ヤ血管ハ宛モ結組織ノ一片タルカ如ク終ニハ此組織中ニ脂肪或ハ石灰質ノ顆粒ヲ生シ其他退謝變形ノ産物例之ハ澱粉質及ヒ膠様質ノ如キモ其中ニ存スル事アリ此組織ハ炎ノ餘勢ニ由テ生スルト否ラサルトヲ問ハス本來生機變常ノ結果タル事論ヲ竢タス而メ其變常タルヤ二般アルカ如シ其一ハ滋養機能ノ缺損スル者ニメ之ニ由テ生機衰頽シ本然ノ元質ヲ生スヘキ力ヲ失ヒ成形核ヲ以テ下級ノ組織ヲ造成ス例之ハ神經ヲ造ラスメ結組織ヲ生スルカ如シ其二ハ既ニ成形セル元質ノ退謝變形是ナリ例之

ハ本然ノ元質變〆膠質脂肪質及ヒ石灰質トナルカ如シ此二般ノ變常如斯クニ〆變形機能ニ亦三期ノ別アリ〔其一〕血管ノ病的變化之ニ由テ滋養機能ヲ害スル事大ナリ〔其二〕神經元質ノ萎縮「リンドフライシユ」氏ハ滋養ノ損害ニ原クト云ヒ魯氏ハ緒組織ニ由ルト云ヘリ〔其三〕結組織増盛シ次テ退謝變形ニ陥ルノ期是ナリ學士「チッゲス」氏輓近ノ説ニ據レハ神經節ノ細胞中ニハ初期既ニ核ノ増育スルヲ見ル事アリ又散逸セル無數ノ核ヲ見ル事アリ通常之ヲ以テ結組織ニ屬スル者トスレ共決〆否ラス是レ炎ノ爲ニ神經節ノ細胞變質シ終期ニ至テ其中ヨリ逃出セシ者ナリト云ヘリ「ウェドル」氏ハ先天痴子ノ三人ニ於テ其腦中如斯キ變ヲ目撃セシ事ヲ載セタリ又經久ノ狂病ニ繼發スル所ノ失神症及ヒ脊髓勞ニ於テモ之ヲ見ル事アリ而〆黴毒性失神ノ症ニ於テ見ル所ノ病的産物モ亦同種ノ者タリシ事疑ナシ故ニ是變化ヲ以テ全身麻痺ニ特異ナル者トスルハ非ナリ

今上文論載スル所ノ變質ノ要領ヲ約言スル事左ノ如シ〔其一〕急性充血ハ急性ノ狂症ニ於テ生スル者ニ〆即チ初期ノ炎性、變性、變質、ナリ〔其二〕結組織繁茂〆神經元質萎縮スル所ノ變質アリ之ヲ結、組、織、樣、變、質、ト名ルモ可ナリ而メ形器元質ト血液補給トノ眞ノ關係ヲ熟知シ急慢炎性變質ノ性ヲ忘失スル事ナクンハ此變質ヲ斥メ下級炎性變質ト名クルト否ラサルトハ大ニ要ナキ所ナリ〔其三〕脂、肪、樣、變、質、ハ小血管ト病的ノ新生物トニ起ルノミナラス老廢ノ神經元質又神經細胞中ニモ之ヲ見ル事アリ〔其四〕澱粉樣變、質、モ病機ノ所爲タル事疑ナシ「ウェドル」氏曰ク此澱粉樣體ハ所謂膠樣體ト類ヲ同フスヘキ者ニメ充血ヲ起サヽル所ノ滲出物ト看做スヘシト「リンドフライシュ」氏ハ結組織ノ懐核細胞ヨリ生スル者ト云ヘリ然ルニ魯氏ノ如キハ神經節細胞直ニ膠樣體ニ變スヘキ事ヲ固守セリ〔其五〕色、素變、質、ハ稀ニ見ル所ナリ老人ノ腦質萎縮ニ於テ神經節細胞中ニ褐色ノ色素分子ヲ富有スル事アリ斯克路垤爾氏ハ失神ノ一患者舌ノ局部麻痺シタル者ニ於テ舌下神經ノ細胞核暗褐色ニ變セシ者ヲ査出シ初メハ謬テ小血點ト思ヒシカ其内ニ顆粒狀暗褐色ノ色素アリテ充實セシヲ認知セリ學士「ロックハルト・クラーク」氏モ亦全身麻痺ニ於テ同種ノ細胞變色ヲ目擊セリ又眠ノ網膜ニ於ル色素變質ハ屢一族中ニ多ク之ヲ見ル事アリ身心ノ發育一般ニ不全ナル者及ヒ唖人「クレチン」ニ於テ之ヲ顯ハス事アリ或ハ近親ノ婚媾多キカ爲ニ稀ニ生ルヽ所ノ不肖ノ兒白子ニ於ルカ如シニ於テ之ヲ見ル事アリ是等ノ件ニ注目スルモ豈其益ナシト謂ンヤ〔其六〕石、灰様、變質、ハ肥大ノ結組織及ヒ小血管ニ多シトス又神經節細胞中ニモ之ヲ見ル事アリ「エルレンマイエル」氏ハ癖狂ノ症ニ於テ視神經交叉部ノ細胞中ニ之ヲ目撃セリ「ホェルステル」氏ハ下肢ノ麻痺シタル少年ニ於テ腰髓大部ノ灰白質中ニ之ヲ目撃シ其化石細胞ヲ圖セリ「ヘシュル」氏ハ鬱憂症ニテ斃レタル者ノ腦中ニ於テ化骨細胞ナル者ヲ査出セリ「ウィルク」氏ハ全身麻痺症ノ腦中小動脈ノ化石セシ者ニ於テ小體ヲ見出シ神經節細胞ノ石灰様變質ヲ受タル者ナリト云ヘリ

以上論スル所ノ數種ノ變質ニ就テ適切ニ其病理ヲ斟酌シ又石灰顆粒ト神經細胞トハ其天然ノ性大ニ相懸隔シ結組織細胞ト神經細胞トハ其組織學上ノ性質甚タ相異ナル事ヲ考フル時ハ失神ト健康トノ精神作用ニ於ルヨリモ其彼此ノ別少カラサル事ヲ信スヘシ故ニ何ノ狂症タルヲ論セス病的ノ變狀一モ之ヲ證明スル者

ナシトハ謂ヒ難カラン例之ハ充血ノ如シ其眞ノ關係ヲ熟知シ之ヲ以テ神經元質ノ變常精神ノ變調ハ實ニ此變常ヲ証スヘキノ効驗也ヨリ生スル結果證跡ト看做シ又充血ト狂病トハ屢見ルカ如ク共ニ同一ノ原因ヨリ發スル事ヲ知ラハ瑣々タル充血ト雖モ其要亦重大ナラスヤ

第八章　預後ヲ論ス

預後ヲ論スルニ方テ先ツ二條ノ疑問アリ其一ハ此病直ニ命ヲ害スルヤ否ヤノ疑ナリ其二ハ恢復ノ期望有無如何ニアル者ニ〆第一問ニ比スレハ更ニ貴重ナル者ナリ

第一問ニ就テ概論セハ此病ニ由テ多少生命ヲ短フスルハ確乎タル所ニ〆殊ニ慢性ノ症ヨリハ新發急性ノ症ニ於テ甚シト謂フヘシ就中生命ヲ害スル者ハ全身麻痺ノ症ニ〆其他ハ直ニ危害ヲ招カサルヲ常トス然レ共急性癲狂及ヒ急性鬱憂ノ症ニ於テモ卒然斃ルヽ事アリ盖シ衰脱ノ致ス所ナリ而〆是等ノ症ニ於テ預メ其然ルヤ否ヤヲ診斷スルハ全ク能ハサルナリ凡ソ體熱常度ヲ超ル事數度ニ至ル者

ハ預後不良ナリ經過中運動麻痺ノ症候ヲ顯ハスカ或ハ癲癇様ノ搐搦ヲ合發スルモ亦惡兆ナリ然レ共純然タル癲癇發作ハ恢復ノ期望多カラスト雖モ生ヲ害スルニ至ラス癲狂及ヒ鬱憂症ニ於テ食ヲ嫌フ事久ケレハ之カ爲ニ斃ルヽ事アリ

恢復ノ望アルト否ラサルトハ其原因其症狀及ヒ其經過ニ關スル事大ナリ發病ノ後時ヲ經ル事愈少キ者ハ恢復モ亦愈易シトス初發ヨリ三月ノ内ニ適應ノ治法ヲ施ス時ハ恢復ヲ望ムヘキ者四ト一トノ如ク（五人中四人ハ治癒ノ望アルナリ）既ニ十二月ヲ過ル者ハ一ト四トノ比例ヨリモ少シ（五人中其望アル者ハ一人ニ充サルナリ）數年間此病ニ罹ルノ後實ニ全治スル者ナキニ非スト雖モ是等ハ出格ノ症ト謂フヘキナリ先ニ他ノ狂症ヲ患ヒ繼テ失神ニ陥リ感情絶止スルノ期ニ至テハ恢復ノ望全ク盡ル者ナリ然レ共自發失神ノ症ハ治スルヲ常トス

自發急性ノ症ニ於テ鬱憂症ハ癲狂ニ比スレハ治シ易キ者ナリ或ハ之ニ反スルノ説ヲ唱フル者アリト雖モ盖シ單純ノ鬱憂症ハ狂院ニ投スル事ノ稀ナルヲ以テ此謬説アルナリ鬱憂症ニ次テ治シ易キ者ハ急性癲狂ナリ然レ共鬱憂ノ症候ト癲狂

ノ發作ト相襲替スル者ハ預後甚タ不良ナリ之ニ反メ急性癲狂ノ經過中抑鬱甚クメ泣哭スルハ善兆ナリ癲狂ノ兇猛沈降メ鬱々悲歎ノ狀ヲ顯ハシ親族ヲ顧念シ其他從前ノ感動ニ復スルノ徵アル者ハ預後良ナリトス設シ否ラスメ心情發動スルノ狀ナク智力回復スルノ徵ナキハ即チ智力ノ變常形器ニ固着スルナリ惡候ナリ或ハ智力回復スト雖モ從前健全ノ感動ニ復シ自ラ發狂セシヲ悟ルニ非レハ未タ以テ確然タル恢復ノ徵トナスヘカラス癲狂ノ症狀久ク間歇アリテ定時發作スル者ハ必ス不良ノ徵ナリ是症ハ通常其發作ノ時間漸ク長ヲ加ヘ間歇ノ時間漸ク短ヲ增シ益悼ムヘキノ狀ニ陥ルヲ常トス

癖狂ハ癲狂ニ比スレハ遥ニ治シ難シトス其一定ノ妄想ハ慢性ノ病的作用一定ノ形ヲ成スノ徵ナリ端正ノ德教ニ感スル事アルカ或ハ心情發動シ若クハ偶發ノ病ニ由テ全體大ニ激動スル事アレハ有時テ恢復スル事アリ一定ノ妄想ヲ有スル鬱憂症ニメ其憂愁ノ原外物ニ在ル者ハ預後良ナラス然レ共其患者自己ノ背教ヲ憶想シ之ヲ以テ疾患ノ原トナス者ハ稍善兆ナリ之ニ齊ク他人ヲ害殺セシ患者ニメ

自ラ其罪ノ免レ難キヲ信スル者ハ稀ニ治スル事アリ又自盡ノ意思アリテ一定ノ妄想之カ原ヲ爲サヽル者ハ多ク回復ス殊ニ危險ノ企謀ヲナシ殆ト自盡ノ意ヲ達セントメ果サヽル者ニ於テ然リトス

德行狂ハ預後良ナラス其症タル通常形器不良ノ甚キヲ徵スルヲ以テナリ全身麻痺ハ不治ノ症ト謂フモ可ナリ

凡ソ狂病漸徐ニ發生スル時ハ各自本性例之ハ傲慢ノ性名利ヲ貪ルノ性ノ如シノ增長シタル私情ヨリ起リ忽然トメ發シ來ル時ハ公情例之ハ他人ヲ憂慮スルカ如シヨリ發スト云フハ確實ノ說ト謂フヘシ故ニ急發ノ狂症ハ漸發ノ者ニ比スレハ預後良ナリトス又急性症候ノ數回變換スル者ハ緩慢沈靜ノ症狀定住頑固ナル者ヨリハ恢復ノ望多キモ其理一ナリ遺傳ノ狂症ハ通常預後最モ不良ナル者ト思惟セリ然レ共晚今ノ考究ヲ以テ證スル所ニ據レハ此症ハ他ノ症ヨリモ再發シ易シト雖モ自發ノ症ハ其預後曾テ思惟セシカ如ク不良ナラス偶酒客ニ發スル所ノ急性癲狂ハ恢復ノ望ナキニアラス然レ共久來ノ貪飲ニ由テ精神衰弱シ記力ヲ損シ勢氣ヲ失フ者ハ決メ治スヘカラス手婬

ノ癖若クハ房事過度ニ由テ發狂シ既ニ初期ヲ過クル者ハ全ク治癒ノ望ナシトス宗教ノ奮激ヨリ發狂スル者ハ最モ治シ易シト雖モ戀情ヲ遂クル能ハサルノ不滿ヨリ宗教的ノ狂狀ヲ發シ多少花風症ヲ交ヘ症狀不良ニメ全ク回復ノ望ナキ者アリ宜ク留心スヘシ腦ノ疾患頭部ノ損傷若クハ癲癇ニ原クノ症ニ於テハ未タ治癒セシ者ヲ見ス然レ共二三ノ急性病将ニ治セントスルノ期ニ當テ發スル者ハ速ニ決癒スルヲ常トス大陽ノ酷熱ヲ冒セシカ爲ニ發スル所ノ症ハ預後良ナラス然レ共士敬氏ハ其一症ヲ療メ全治セシ事ヲ載セタリ是レ此因ニ由テ生スル狂症治驗ノ稀ナル者ナリ歇私的里性狂症ハ預後良ナル者ニメ産後狂懐胎狂授乳狂及ヒ更年期狂モ亦然リトス一定ノ幻想ヲ懐ク者ハ預後定テ良ナラス精神ノ變常依然トメ全體ノ健康ナルモ亦然リ設シ消化不良貧血及ヒ月經不整ノ如キ顯然タル體患アル時ハ其疾患ノ復スル時ニ當テ精神モ亦復スヘキノ望アリ

發疹内陷或ハ習癖排泄ノ閉止ニ續發スル者ハ預後良ナリ肺勞ト合併スル者ハ治癒ノ望ナク生命亦危シ

最モ全決シ易キハ妙齢ニアリ年歯長スルニ従テ治癒ノ數ヲ減シ五十歳ヲ超ル者ハ恢復スル事少シ曾テ「ソーメルスット」狂院ニ於テ二十歳以下ノ狂人男子ハ百分ノ八十六婦人ハ百分ノ九十一全治セリ然レ共十歳若クハ十二歳以下ノ小兒ニ於テハ大半形器ノ發育全カラサルニ由リ或ハ癲癇ヲ合併スルノ多キニ由リテ治シ難キ者ナリ是ヲ推〆考フル時ハ恢復スル事多シ蓋シ男子ニ於テハ全身麻痺ノ多キト其危險ナルトニ由ルナリ

學士「タルナム」氏仔細ニ國志ヲ考究〆一般ノ決ヲ得タリ其説ニ曰ク廿餘年間ノ治驗ヲ察スルニ尋常ノ景況ニテ入院狂者ノ全治セシ者百分ノ四十ニ充タサルハ其數ノ寡キ者ナリ百分ノ四十五ヲ越ルハ其比例ノ多キ者ナリ又自發ノ狂症一旦恢復〆退院セシ者ノ内爾後再ヒ之ヲ發スヘキ者ハ百分ノ五十即チ二人中一人ヨリ少カラス故ニ概〆論セハ精神病ニ罹ル者十人ニ就テ五人ハ恢復シ五人ハ早晩死亡ス其恢復セシ五人ノ内再ヒ之ヲ發セス〆其天ヲ全フスル者ハ二人ヲ出テス其他ハ久ク時ヲ隔ツル者アレ共必ス再發シ之カ爲ニ命ヲ失フ者二人ニ下ラス

學士「ボイド」氏「ソーメルスット」狂院ニ在テ數年間ノ治驗ヲ録シ千八百六十五年ノ年報ニ載スル事左ノ如シ

千人中	男子	婦人
全癒	二百五十二人	二百七十六人
輕快	五十五人	七十九人
不治	四十七人	三十五人
死亡	三百二十四人	二百五十八人
在院	一百九十二人	二百二十三人
總計	八百七十〇人	八百七十一人

此内男子百三十人婦人百二十九人ハ再ヒ人院セリ

二千人中解屍セシ者五百三十九人ニ〆其死亡ノ因左ノ如シ

死亡ノ因	男子	婦人
呼吸器ノ病	百四十八人	百〇〇四人
神經系ノ病	百〇十二人	七十三人
消化器ノ病	十八人	四十一人
血管系ノ病	十一人	十八人
生殖泌尿器ノ病	二人	一人
運動器ノ病	一人	三人
熱性病		二人
偶然ノ變	三人	二人

總計男子二百九十五人婦人二百四十四人

第九章　治法ヲ論ス

狂病ノ治法ニ二般ノ別アリ曰ク精神治法曰ク醫藥治法是ナリ此兩法ヲ適宜ニ兼用スルノ必要ナルハ敢テ言ヲ竢タスト雖モ又各箇適應ノ治法ヲ施サン事ヲ要ス何トナレハ其病原同シカラサレハ其藥法モ亦隨テ同シカラス患者ノ性質殊ナル時ハ其精神ヲ療スルノ方法ニ至テモ亦異ナルヲ以テナリ故ニ患者ノ性ヲ洞察〆之ヲ改良セシムルノ目途ヲ達セン事ヲ勉メ又偶然合發スル所ノ症狀ヲ仔細ニ考索シ之ヲ除クノ策ヲ立ン事ヲ要ス而〆他ノ病ニ於テハ親戚朋友ニ秘スル事如斯ク之ヲ欺ク事如斯キ者ヲ見ス但シ患者故意ニ之ヲ爲ス者ト知ラス〆之ヲ行フ者トノ別アリ是レ此病ヲ療スルノ最モ難キ所以ナリ其治法ノ就中緊要ナル者ハ其初期未タ一定ノ病的作用固着セサルノ前ニ手ヲ下スニアリ然レ共初期ト雖モ劇烈有力ノ法ヲ以テ急ニ効ヲ收ン事ヲ望ムヘカラス漸々進善セシムルノ目途ヲ以テ忍耐ニ〆次序アラン事ヲ要ス他ノ病ニ於テハ時ヲ測ルニ幾時幾日ヲ以テスト雖モ此病ニ在テハ幾周幾月ヲ以テ筭セン事ヲ要ス

〔精神治法〕其病ヲ誘發セシ所ノ光景ヨリ患者ヲ離隔スルヲ以テ此法ノ第一正

鵠トナスヘシ患者ヲ其家ニ居ラシメ其親戚ニ交ラシメテ以テ完全ノ治療ヲ施サントト欲スルハ極テ難為キノ事ナリ自己ノ家ハ其權ヲ逞フシ其意ヲ挑ムニ慣レタルノ地ナリ又怒氣ヲ起シ妄想ヲ發スルカ爲ニ絶エス新ナル機會ヲ得ルノ處ナリ之ニ反メ全ク其外景ヲ變スル時ハ之ニ由テノミ治癒ニ赴ク事アリ則チ鬱憂家平素最モ鍾愛スルノ人ニメ目今甚タ之ヲ猜疑スル事アルカ或ハ某人ノ變心ヲ憂慮スル事アルモ一旦其家ヲ離ルヽ時ハ復其心ニ關スル事ナシ癲狂患者ニ於テハ常ニ柔順ニメ其心ニ隨フ所ノ人今ハ抗論スルカ爲ニ其意ヲ激セシムル事アリ又傍人其狂心ニ從ヒ其痴情ニ任セテ以テ病勢ヲ皷舞スル事アリ然レ共他ニ在テハ復其憂ナシ故ニ早ク旅行セシメテ地ヲ變シ景ヲ換フルハ大ニ賞用スヘキノ法ナリ設シ旅行スル事能ハサル時ハ自宅ヲ去リ他ノ家ニ寓居セシメテ以テ適切ノ治法ヲ施サン事ヲ要ス或ハ費用ノ故ヲ以テ此二法ヲ行フ能ハサルカ或ハ其擧動兇猛ナルカ或ハ自盡ノ企望劇烈ナルカ或ハ食ヲ惡ム事堅執ナル時ハ適當ノ狂院ニ投セサルヲ得ス凡ソ患者ノ心意ニ任スル能ハサルハ狂病ノ本性ナリ設シ之ニ任ス

ル時ハ直ニ病勢ヲ増劇スヘシ故ニ恢復ノ望アル間ハ某方法ヲ以テ患者ヲ閉居セシメ且自己ノ力ヲ以テハ其意ヲ剋制スル事能ハサルカ故ニ必ス他ヨリ之ヲ管理セン事ヲ要スルナリ而メ其法ノ嚴酷ニメ整然タル事ヲ患者ニ了解セシムル時ハ之ニ由テノミ大ニ功ヲ奏スル事アリ鬱憂ノ患者狂院ニ在ル時ハ其虚想ノ疾患ト本眞ノ衷情ト襲替シ或ハ其衷情全ク其病ニ替ル事アリ又癲狂人ハ嚴肅ノ管理ニ由テ其粗暴ノ傲心ヲ壓制セラルヽ事ヲ悟リ遂ニ定靜ノ思慮ヲ生セラル者稀ナリ緊急ノ際ニ非サレハ患者ヲ欺騙メ狂院ニ投スルハ甚タ欲セサル所ナリ可及的ハ一モ欺詐ヲ以テセス公然實着ナラン事ヲ要ス而メ病者ニ接スルニハ恰モ小兒ニ接メ柔順ノ行爲ヲ教訓シ又有時テハ切ニ之ニ強逼スルカ如クナルヘシ患者狂院ニ入ルノ後ハ其病ヲ皷舞シ又之ヲ輔翼スル所ノ外感全ク消除シ自ラ奮勵メ己ニ克ツ事能ハスト雖モ他ヨリ管理セラルヽ事ヲ悟ルニ至ルヘシ玆ニ至テ尚勉ムヘキ者ハ其抑鬱ノ情ト其驕傲ノ心トヲ除カシムルニアルナリ之ヲ爲スヤ耐久固執ニメ百万力ヲ盡シ之ヲ導ン事ヲ要ス又患者ヲメ勉テ外事ニ注意セシムヘシ即チ

其心ヲ〆自體ヨリ一歩ヲ進マシメン事ヲ要ス其方法ハ專ラ某ノ職業ニ苦心セシメ或ハ各般ノ嬉戯ニ熱心セシムルヲ最良トス而〆今ヤ身外ノ事物皆全ク一變スルカ故ニ之ヲナスモ更ニ容易ナリトス且己ニ接シ己ニ感スル所ノ者皆變換〆新ナルカ故ニ病的ノ思慮感動漸ク除キ去テ健全ノ感動稍醒覺シ來ル健全ノ思慮感動漸ク動ク時ハ隨テ病的ノ感動減退セサル事稀ナリ其妄想ハ之ヲ辨駁シ或ハ之ニ抗論スルモ決〆其効ナキ事譬ハ東風ニ向ヒ播搦ニ對〆抗論スルト殆ト同一ナルヘシ却テ其心思ヲ他事ニ奬勵シ病的ノ勢力ト健全ノ勢力トヲ交替セシムル時ハ能ク之ヲ消滅スルヲ得ヘシ其妄想ヲ辨論スルハ固ヨリ其益ナシト雖モ之ニ雷同セサラン事ヲ要ス患者自ラ其妄想ヲ述ル時ハ靜ニ其說ノ異ナルヲ辨シ且其非ヲ論シ以テ患者ヲ〆其說ヲ信スル者ノ少キ事ヲ明了ニ理會セシメン事ヲ要ス總テ患者ニ接スルニハ粗暴ノ言行ヲ愼ミ譏笑ノ聲憎惡ノ色ヲ顯ハス勿レ激怒ノ言語ハ沈靜スルノ後モ能ク之ヲ記憶シ爲ニ痛情ヲ殘ス事アリ又之ヲ蔑視〆小兒ノ如ク遇スル時ハ益ナク〆却テ害アリ如斯キ傲慢ノ處置ニ逢フ時ハ之ニ感激スル

事平常ヨリモ一層甚キ事アリ之ニ反〆其言語眞實ニ〆感動シ易ク且秩序アル時ハ之ニ由テ裨益ヲ得サル事稀ナリ

〔醫藥治法〕各般ノ狂症ニ於テ一モ特効藥ト稱スヘキ者ナシ眞正ノ療法ト謂フヘキ者ハ病原ト認ムル處ノ變態ヲ除キ且全身ノ滋養機ヲ良好ナラシムルヲ以テ基本トス例之ハ痛風家ニ〆鬱憂ノ症ヲ發作スル事アリ盖シ痛風發作ニ替テ此狂症ヲ發セシ者ナリ此症ニ於テハ痛風適應ノ療法ヲ用テ治スル事アリ又瘴癘氣ヲ發生スル地方ノ人急性ノ精神錯亂ヲ起シ二日ヲ隔テ或ハ三日ヲ間〆整然發作セシ者規尼ニ由テ全癒セシ事アリ病的ノ感覺ハ狂病普通ノ症候ナレ共必ス輕視スル事勿レ眞ニ形器ノ變常アリテ發スル事少カラス且之カ爲ニ妄想ヲ維持スル事アレハナリ又此病ニ於テハ體病ヲ覓メ出ス事每ニ容易ナラス通常ノ症候皆假面ヲ蓋フノミナラス患者宛モ動物ノ如ク一モ之ヲ訴フルノ智力ナケレハナリ拔古尼爾氏ノ說ニ曰ク狂病豈啻腦ノ疾患ニ止マランヤ其病固定スルニ至テハ指端モ亦狂ナリト故ニ諸般ノ機能ヲ精細ニ撿査シ有形的ノ徵候ハ特ニ注意ヲ加ヘン事

ヲ要ス毫モ咳嗽咯痰ナキ者驗熱器或ハ聽響器ニ由テ經久ノ肺勞ヲ認知スル事アリ

全身射血ハ方今之ヲ用フル事甚タ稀ナリ極テ急性ノ狂症及ヒ陽性ノ者ニ於ルモ啻ニ益ナキノミナラス却テ害ヲ釀ス事明カナリ之ヲ施ス時ハ劇烈ノ症候一時減退スト雖モ病勢緩慢トナリ速ニ失神ニ陷リ易キノ恐アリ然レ共腦ニ血液ノ灌漑スル事甚キヲ見ハ蜞鍼或ハ吸角ヲ以テ局處ノ射血ヲ行ヒ大ニ効ヲ得ル事アリ又充盈シタル血管ヨリ放射スル時ハ一時痛苦ヲ緩解セシムル事アリ其他患者ノ頭髪ヲ剃去シ或ハ絶エス臥床ニ就シメ光線ヲ遮絶スル等總テ急性腦炎若クハ腦膜炎ノ患者ヲ療スルカ如キ方法ヲ施スハ固ヨリ合理ノ方トナスヘカラス却テ害ヲ招ク者ト謂フヘシ之ニ反メ狂者ハ大抵開豁ノ氣中ニ於テ多ク勞動セシメン事ヲ要ス

急性狂症ノ興奮ヲ沈靜シ睡眠ヲ促スカ爲ニハ患者ヲ温湯ニ浴セシメ酒水《ドウース》管《パイプ》ヨリ冷水ヲ絶エス頭上ニ灌キ或ハ直ニ冷水ヲ頭部ニ注クモ屢功ヲ奏スル事アリ又半

時間温浴ノミヲ施スモ大ニ鎮静ノ功ヲ収メ睡眠ヲ得セシムル事アリ其浴湯中ニ數握ノ芥子ヲ加ヘ體面紅ヲ潮スルノ度ニ至ル時ハ其功力ヲ増ス事大ナリト云フ菩門的氏ハ一回ニ八時乃至十時間ノ温浴ヲ用テ甚タ良功ヲ得タリト云ヒ「ライデスドルフ」氏ハ「ヘルバ」氏ノ浴方晝夜一定ノ熱度ニ浴セシムル者ナリヲ施ス事三四時間ニメ大ニ鎮静ノ功ヲ奏スル事少カラスト云ヘリ然レ共如斯キ浴法ハ脈薄弱ニメ全身麻痺ノ初徴アル者ニハ宜ク禁スヘシ又慢性ノ諸症ニ於テハ毫モ其功ナシ水線浴《ショウエルバース》及ヒ冷浴ヲ一時ニ長ク用フルハ曾テ大ニ流行セシ方ナレ共方今ハ全ク之ヲ廢セリ水線浴或ハ冷水洒浴《ドウース》ハ鬱憂症ニ用テ浴後屢反應ノ作用ヲ發スル事アリ又慢性ノ症ニ於テ其氣力ヲ鼓舞シ其體力ヲ強壯ニスルノ功アリ然レ共之ヲ施ス事決メ三分時ヲ過クヘカラス且一般ノ衰弱ヲ改良スルノ外ニ特異ノ功ヲ目メ之ヲ用フヘカラス又醫用如蓮或ハ尋常ノ庭用如蓮ヲ以テ頭部ニ灌水シ或ハ冷水ニ漬セル海綿ヲ以テ前額面部ヲ輕打スルノ方アリ急性興奮ノ患者ハ之ニ由テ大ニ爽快ヲ得ル者ニメ其方ノ單一ナルニ似ス意外ニ大功ヲ奏スル事アリ曾テ土耳其浴ヲ大ニ賞用セ

シ者アレ共孰レノ症ニ適應スヘキヤ其別未タ詳ナラス又水ヲ以テ濕シタル被單ニテ患者ノ體ヲ被包スルハ通常爽快ヲ得セシムル者ニメ有時テハ大ナル効績ヲ顯ハス事アリ

反對刺戟方ハ方今此病ニ用フル事少ナシ然レ共斯古路埿爾氏ハ強力ノ吐酒石膏ヲ信用シ或ハ一局部ノ頭髪ヲ剃去シ其部ニ芫菁膏ヲ貼スル事ヲ賞セリ抜古尼爾氏ハ急性症ヨリ慢性症ニ轉シ或ハ失神ニ陷ントスルノ時或ハ妄想ヲ懐ク所ノ鬱憂症ニ於テ頭皮ニ巴豆油ヲ塗擦スル事ヲ賞セリ或ハ項窩ニ發泡ヲ施スノ方アレ共精神ノ刺戟ヲ増盛スルヨリハ他ニ効ナキニ似タリ又頭部ニ串線方若クハ打膿方ヲ用フルモ其効甚タ信シ難シ

消化機能及ヒ分泌機能ノ障害アル者ハ宜ク良好ノ食物ヲ撰用スヘシ又過半ノ慢性症及ヒ許多ノ急性症ニ於テ適宜ノ蒲桃酒ヲ與ヘン事ヲ要ス初期ニ在テハ補益ノ食物及ヒ多量ノ蒲桃酒ニ由テ其發作ヲ免ルヽ事アルハ決メ疑ナキ所ナリ此病ノ輕過中有力ノ消炎療法ヲ施スハ其害モ亦強シト云フハ稍信任スヘキナリ又癲

狂的ノ興奮ヲ鎭靜センカ爲ニ頭部ニ蜞鍼ヲ施シ緩和ノ食物ヲ與フルノ方アレ共興奮ヲ增シ兼テ脱衰ヲ促スノ他ニ効驗ナク却テ火酒及ヒ牛肉茶ヲ與ヘテ脱衰ヲ減シ興奮ヲ鎭ムルノ功アリ又便秘ヲ治センカ爲ニ最峻ノ上劑ヲ投スル者アレ共亦其功ナク却テ單純ノ灌腸十分ニ下利ノ功ヲ奏スル事アリ狂病ノ諸症ニ於テ曾テ峻下劑ヲ賞用セシト雖モ方今ニ至テハ全ク之ヲ廢セリ總テ腸胃ハ一般ニ食物ノ用法ニ由テ調整セン事ヲ要ス設シ不得已下劑ヲ要スル時ハ蘆會大黄或ハ葛斯篤兒油ノ一劑能ク其目途ヲ達スヘシ至峻ノ下劑効ナキノ時ト雖モ葛斯篤兒油ノ適量能ク効ヲ奏スル事アリ鬱憂ノ症習癖ノ便秘ヨリ生スル者アリ且其便秘ニ由テ毎ニ惡性ニ進ム者アリ故ニ腸胃ノ景狀ハ仔細ニ注意セン事ヲ要ス硫酸苦土硫酸鉄ニ少許ノ規尼及ヒ硫酸ヲ配スル所ノ混劑ハ其用甚タ廣シ多般ノ急性期ニ方テ蒲桃酒ノ用否ヲ斷スルハ患者ノ體勢ト其原由トニ由テ斟酌スヘキ事固ヨリ論ヲ竢タス陰性ノ者ニ在テハ唯ニ自他ヲ残害スルノ憂ヲ防クノミニ〆一モ手ヲ下サス忍耐以テ兇猛ノ沈靜スルヲ待チ其後ニ至テ始テ治法ヲ施スヘシ

阿片ハ狂病ニ用フヘキ醫藥中ノ巨擘タル事敢テ疑ヲ容レス發狂ニ先ツ所ノ精神過敏ノ症ニハ殊ニ効アリ乃チ精神ノ狀全ク變〆殆ト萬般ノ外感皆痛苦ヲ生スルノ時ニ方テ大量ノ阿片ヲ用フル時ハ其効擧テ稱スヘカラス又單純ノ鬱憂症ニ於テモ大ニ効アリ一〼至二〼ヲ與フル事一日二回ニ〆其初頭効ナキカ如キモ尚數周間連用セン事ヲ要ス此症ニ於テハ便秘ヲ生セサルヲ常トス設シ之ヲ起ス時ハ蘆會越幾斯一〼或ハ「ポドヒリン」四分〼ノ一ヲ配伍〆與フヘシ一定固執ノ妄想アル者ニハ催睡藥ト〆用フルノ外大ナル効力ナシ

阿片ハ元來多血質ノ人ヨリハ鬱憂性ノ人ニ善ク應スル者ナリ故ニ狂病ニ於テモ癲狂ノ症ヨリハ鬱憂ノ症ニ於テ其功多キニ似タリ古來此病ヲ論載スル者癲狂ニ阿片ヲ用フル事ヲ非議セリ某ノ癲狂ニ在テハ之ニ由テ眠ヲ得ルノ後其症候增劇スルカ故ナリ實ニ急性ノ癲狂症ニ於テ之カ爲ニ二三時間睡眠スルノ後新ニ兇猛ヲ發スヘキノ力ヲ得タルカ如キ者アリ如斯キノ症ニ於テハ此藥劑効ナク〆却テ害ヲ招キシト云フモ亦之ヲ拒ム能ハス然レ共他ノ癲狂症ニ在テハ斷然阿片ヲ投

スヘキ者アリ他症トハ何ソヤ頭部ニ發熱充血ナク面色蒼白ニメ脈薄弱躁暴ニメ心思不合兼テ睡眠足ラサル者是ナリ又節制度ナキカ爲ニ發スル所ノ癲狂神經衰憊ニ因スルノ癲狂及ヒ産後狂ニ於テハ阿片必ス効アリトス然レ共昏迷鬱憂症自發ノ陰性癲狂或ハ慢性癲狂及ヒ全身麻痺症ノ經過中ニ發スル興奮ノ發作ニ於テハ其効著明ナラス

癲狂及ヒ鬱憂ノ患者興奮劇甚ニメ阿片毫モ効ナキノ時ニ當テ大量ノ實芰答利私大ニ効ヲ顯ハス事アリ血行一般ニ興奮スル時ハ殊ニ妙ナリ之ヲ用フルノ後ハ興奮鎮靜シ脈至減少メ長ク平度ヲ下ル者ナリ全身麻痺ノ經過中ニ發スル所ノ興奮發作ニ於テモ此劑亦卓絶ノ功ヲ奏スル事アリ而メ二了ヲ頓服シ或ハ二三時毎ニ半了ヲ連用スルモ能ク害ヲ起ス事ナシ（蓋シ丁幾ノ量ナリ）之ニ青酸ヲ伍用スルモ亦良ナリ或ハ青酸單味ヲ用ヒテ功ノ著キヲ主張スル者アリ

醫藥ヲ厭フ者ニ於テハ莫菲ノ皮下注射ヲ施スヲ以テ良策トス通常阿片ヲ飲用スルヨリハ其効力強烈ナル者ナリ其量初メハ四分瓦ノ一ヲ超ユヘカラス己ヲ得サ

レハ次テ増量スルモ妨ケナシ然レ共急性癲狂ニ於テハ阿片ヲ飲用スルモ又莫菲ヲ皮下ニ注入スルモ其兇猛ヲ鎮靜スル能ハサル事アリ又阿片ヲ連用シ或ハ頻ニ莫菲ノ皮下注射ヲ施シ毎ニ暫時不安ノ睡眠ヲ得ルト雖モ後ニハ之カ爲ニ危險ノ脱衰ニ陥ル事アリ宜ク銘心スヘシ

格魯羅兒ノ効力ニ至テハ未タ確定ノ説ヲ得ス予カ經驗ヲ以テ論セハ其三十瓦ノ量ハ大凡ノ狂症ニ於テ睡眠ヲ得ルニ足レリ己ヲ得サル時ハ毎一時若クハ毎二時反復此量ヲ與フヘシ然レ共眠ヲ得ルノ後恒久ノ功ヲ奏スヘキ者ハ阿片ヲ以テモ其効ヲ期スヘキ所ノ陰性ノ症ニ於ルノミ畢竟此劑ハ有用ノ催睡藥タル事疑ナシト雖モ催睡ノ功能ク急性狂ノ經過ヲ絶ツヤ否ヤハ亦他ノ疑問ニ屬スルナリ

菲阿斯ハ阿片効ナキノ症ニ於テモ亦用フヘシ然レ共初ヨリ一了以上ノ量ヲ投スヘシ（蓋シ丁幾ナリ）吐酒石ハ劇烈兇猛ノ癲狂ニ用ヒテ一時鎮靜スル事屢之アリ盖シ筋力ヲ褫奪スルノ力ニ由ルナリ（往古癲狂ヲ處スルノ方實ニ患者ヲ殺スニ至ラスト雖モ粗暴ノ方法ヲ以テ兇猛ヲ抑壓スル者アリ今吐酒石ヲ以テ筋力ヲ褫奪スルモ古法ノ一遺典ナリ）狂病ニ於テ汞劑ノ用フヘク且害ナキ者ハ小量ノ猛汞ナリ既ニ慢

性ニ陥ル者或ハ黴毒ノ疑アル者ハ宜ク之ヲ試ムヘシ曾テ全身麻痺ノ症ニ於テ汞劑ノ全身療法ヲ施セシ事アリ是法タル實地明ニ其害ヲ見ルカ如ク理論上ニ於ルモ亦之ヲ説明スヘキナシ

歇私的里性癲狂癲癇性癲狂及ヒ子宮興奮ヲ合併スル所ノ者ニ於テハ阿片毫モ功アルヲ見ス然レ共予此諸症ニ於テ臭素鏮ニ菲阿斯丁幾ヲ伍シ或ハ其單味ヲ用ヒテ大ニ功ヲ得シ事アリ癲癇性ノ者ハ彰著ナラス一孷婦多血質ニメ習癖快活ナル者急性多言ノ癲狂ニ罹リ兼テ子宮興奮ヲ合併セシニ似タリ之ニ臭素鏮ト菲阿斯トヲ配用シ二周日ヲ出テスメ快復セシ事アリ其後一年ニメ同症ヲ再發セシ時同一ノ療法ヲ以テ暫時ニメ治セリ

狂病ノ諸症全體ノ景情ニ關メ強壯劑ヲ要スルカ如キ者アリ實ニ其經過中有時テ之ヲ要スル事少シトセス是時ニ當テハ鐵及ヒ規尼ヲ與フヘシ規尼一半監化鐵丁幾及ヒ格魯兒依的兒ヲ配伍スル所ノ混劑ハ其方劑ノ最良ナル者ナリ有時テハ頑固ニメ禦クヘカラサルノ下利ヲ發シ一モ之ヲ止ルノ方ナク遂ニ之カ爲ニ患者ヲ

變スル事アリ玆ニ撰用スヘキ者ハ皎礬ニ阿片ヲ伍スル者及ヒ澱粉ニ阿片丁幾ヲ配スルノ灌腸ナリ
狂症慢性ニ陷ルカ或ハ一定ノ妄想ヲ懷ク時ハ醫藥ヲ以テ特拔ノ効ヲ求ント欲スルモ得ヘカラサルナリ唯適宜ニ全體ノ景情ニ注意シ兼テ嚴肅ニ之ヲ制剋スルハ精神ヲ回復スヘキ最良ノ方法ナリ食ヲ厭フ事頑固ニ〆健康ヲ害スルニ至ル時ハ決〆恬然ト〆其意ニ任スヘカラス懇々之ヲ説諭スルモ全ク服セサル時ハ胃ノ喞筒ヲ用ヒテ食ヲ送ルヘシ或ハ其管ヲ鼻孔ヨリ通〆之ヲ送ルモ可ナリ自盡ノ癖アル者ハ絶エス嚴密ニ保護セン事ヲ要ス殊ニ朝起ノ時ハ心思鬱々ト〆暴動ノ意ヲ起シ以テ其本心ヲ轉覆セシムル事アリ癖狂ノ患者絶エス防守セラルヽト思ヒ或ハ其他ノ方ニ由テ害迫セラルヽト想像スル者アリ如斯キ者一旦苦慮ニ逼テ堪ル能ハサル時ハ傍人ヲ看テ害迫ノ人ト做シ之ニ危害ヲ加フル事アリ故ニ毎ニ其念慮ナクンハアラス德行狂ノ患者ハ十全ノ措置ヲ施シ難キ事屢之アリ而〆其生來ノ地位ニ在テ其責任ト職務トニ堪ル能ハサル者ハ下等社會ノ交際ニ於ルモ亦堪

ル能ハサルナリ故ニ此患者ヲ狂院ニ投スルヲ以テ當ヲ得タリトスルモ其人ノ品位ヲ下スノ故ニ非ス教導以テ之ヲ改良セシムルノ目途ナケレハナリ凡ソ此病ヲ療スルニハ其精神ノ狀ヲ窺ヒ興奮ノ症タルカ將タ沉鬱ノ症タルカヲ察スルノ外之ト合併スル所ノ有形ノ症候ヲ仔細ニ考索シ其體患（全疾患ノ根據タル事アリ）ノ狀ニ應メ適切ノ治法ヲ施サン事ヲ要ス是レ則チ諸症ニ通メ欠クヘカラサルノ方法ナリ阿片菲阿斯實茇答利私及ヒ其他ノ醫藥ト雖モ一トメ某ノ精神變常ニ特拔ノ効力ヲ有スル者ナシ而メ徒ニ其症候ノ顯著ナル者ヲ撲滅シ以テ全病ヲ治セント欲スルハ愚ニメ益ナキ者ト謂フヘシ眞正ノ療法ヲ施サント欲セハ精細ニ從前ノ履歴ヲ考ヘ其病原ヲ探リ身心ノ諸症ヲ究メ其憑信スヘキ者ヲ撰ミ之ニ基テ以テ所置ヲ施サン事ヲ要ス

解題

野村　章恒

『精神病約説』は、日本の精神医学史のなかで初期の文献の一つである。精神と関係の深い『眼科約説』が本書よりも早く明治五年に小山内光洋訳で出ていることも注目すべきである。両書ともに和本には珍しくB版全三冊であったこともハンディな感じを受ける初学者用である。

原著者H・モーズリーは、当時ロンドン西病院医員で、サンマリ医学校の司法精神医学教授であって、すでにPhysiology and Pathology of Mind.Macmillan, London, 1867を出版していた。本書の原書は、レーノルズ内科全書にモーズリーの執筆した『精神病学摘要』（一八七二）によったものである。訳者京都府立癲狂院医師神戸文哉は「論議するところ精確にして、文理秩然にして、粗にしても らさず、簡にして要を得たり」と評している。院長真島利民の序文は漢文で書かれているが、まず京都府立癲狂院が東山氏の篤志によって創立されたこと、この京都府立癲狂院の勤敏な医員である神戸氏により精神病約説が出版されたことを賞賛し、「治狂之法、獲比二人、完全円備、今可以無遺感也」とその喜びを記している。

本書の内容をみると、当時のイギリス精神医学の系譜はフランスにそのみなもとをみることができるが、日本の精神医学がイギリスを通して入ってきたことは注目すべき事柄である。後年京都学派が初代今村新吉教授にはじまってフランス学派の精神病理学に傾倒したことも本書によって種がまかれたものであろう。本書の下巻に要約している精神病の治療法には、精神療法と薬物療法の二つがあるということで、精神療法の根本方針は、患者の注意を外事に向けさせ、仕事に専念するようにして、嬉戯（リクリェーション）に熱心になるようにすることが一番よいと言っている。彼は精神病院での研修によって精神病者においてこそ心身医学的研究が大切であることを発見し、そして地域住民に親しみ、患者とともに悩み、家族とともにその治療に努力した。

H・モーズリー（一八三四〜一九一八）はスコットランドで生まれた。父は大家族主義の農家で育ち、真面目、仕事熱心、苦労性、無口な保守主義者であった。母は厳しい躾をする賢夫人であったが、モーズリーの幼年時代に亡くなった。その後、母の妹に育てられた。叔母は慈愛ぶかく教区牧師をしていた。この叔母の影響で、彼は詩や文学に親しむようになった。彼の幼年時代の回想は、「単調そのもの」であったという。十六歳で医学を志しロンドンに出て医家の書生となり医学校に入った。この頃から自我のつよい負けず嫌いの反骨性が目立ったが、ある教授の忠告で反省し、才能を泥溝にすてることなく、秀才のほまれ高く、首席で卒業した。最初は外科医志望であったが、研修中に精神科医を終生の仕事に選んだ。二十三歳でシードル王立病院長に推挙された。この病院長の任期三カ年間に、精神病者治療の身心相関について勉強した。その後、ロンドンに移ったがイギリスの精神病者の父と仰がれたコノリーにみとめられ、一八六六年、三十二歳で女婿となった。

イギリスの「精神科学雑誌」The Journal of Mental Science は、J・バックウィル卿の創刊になるものであるが、彼はこの雑誌の主幹をひきうけ十六年間に、「ポオ論」「スエーデンボルグ論」のほかに、「心身相関の問題」、「心身同一論」、「精神とは何か」など、精神身体医学の鼻祖としての業績につづいて、「精神病者の責任能力」「精神生理学と精神病理学」などの論文、著書を著した。一八六九年、三十五歳でロンドン医科大学教授となり司法精神医学講座を担当した。一九一八年、八十四歳で世を去った。子孫はなかった。ロンドンに彼の名を冠したモーズリー病院がある。

モーズレーのポオ病跡論

野村　章恒

モーズレーのエドガー・アラン・ポオ評論は、彼が若冠二十六歳で、マンチェスター市王立癲狂院長になったとき、精神科学雑誌に投稿した論文（一八六〇）の最初のものである。

スエーデンボルグ論は、彼が「精神生理学と精神病理学」の大著を出してから後に、三十五歳（一八六九）に書いたものである。この二つの論文は、今日でいう病跡学的な研究発表であった。

モーズレーのポオ論は、ポオが一八四九年に死んでから十年目に発表されたもので最も早い。ロバートソンの本が出たのは一九二二年であるから、モーズレーの論文よりもずっとあとのことである。

私はポオの芸術と病理について一書を先年著わしたが、このモーズレーの論文は、その後に見出した文献であった。それで、若き彼がどんなにポオを愛してこの論文を書いたかを静かに読みすすんだ。

モーズレーのポオ論は、内容豊富な長編の論文である（Journal of Mental Science No. 6, P.323～368 1860）。

彼の論文のポオ評の進め方は、最初に、人物評の尺度の難かしさからとき起こしている。いわゆる俗説には人物の外面の行動の脱線などを重視して、それで駄目な反社会者という烙印を押しがちなことを指摘している。

ポオ歿後にひろく読まれたポオ伝は、彼を憎んでいた編集者グリスオルドによって書かれたものであった。

ポオの作品が、その実質の勝れていることを認めないで、ある固定した従来の尺度で測られると作品の真価が誤まられる。またポオの人間像も、借金が払えなくて刑務所に入れられたとか、愛妻の歿後に淋しさのあまり、ホイットマン夫人に求愛したとき飲酒し泥酔していたので、夫人の家人につまみ出されたとかの問題行動や、飲酒耽溺と辛らつな人物評で敵をつくったことなどをとりあげているグリスオルドの評伝は、ポオの評価を低く見おろさしめたのであった。イギリスで、ポオの評価を正しく伝えるイングラムのポオ選集四巻が出版されたのは、ずっとあとの一九二一年のことであった。

モーズレーは、この論文で、人物論の悪評をくつがえすには、その人間のなかに見出される事実をはっきり見きわめることにあると説いている。人間の価値を測る尺度をみつけるのはむずかしいもので、全人類のためにどんな貢献をしたことがあるかの尺度で測るべきものでもなく、創造者のおめがねに如何にかなったかで測れるものでもない。

第二に人間は、誰でも、自分が希望し志したとて、自分の思ったような人物になりうるものではないという事実を知らなければならない。

第三に人間は社会に生存する動物であるから、精神主義を貫ぬこうとして身体的ストイシズムに徹しようとしても、真空地帯では生きられない。そこで比較すべき正しい尺度をみとめながら、人間のオリジナルな本性をその人間の生きる社会的生活環境との関連において考察するのが人物論の科学的な見方であろう。

人間の性格が他者から評価され、悪評を修養によって鍛え直すことが出来ることをかえりみ、これを正してゆくことが出来るかによって人間の不幸を幸福にかえうるのである。実際に世間では、このような大切なことを考えないで、一人の人間をたよりない麻痺状態で眺めて、愛情をかんじないで、宇宙のなかに存在する奇妙なモンスターとみてしまい勝ちである。精神病者のある病的状態そのものが奇妙であり了解に苦しむとき、モンスターとして世人は危険視するのである。

たしかにアルコール中毒者は、敏感な人であり、自制心が弱い。そして一時的の狂気にとらわれる。そしてせっぱつまって自殺もする。そのために、ド・クエンシイ（一七八五～一八五九）は、コールリッジ（一七七二～一八三四）のような飲酒者阿片常習者を非難したのであった。

モーズレーは、ポオと比較すべき文学者として、すでに歴史的評価のきまっているシェークスピア（一五六四～一六一六）とゲーテ（一七四九～一八三二）を引きあいに出している。

彼はシェークスピアについては、凡人があれこれと批判したり、論評するには、あまりにも偉大すぎる存在であり、彼の作品の『ハムレット』『マクベス』『オセロ』『リヤ王』と読んできて、その青年の悩みから老年の心理まで、すべて理解して、その真髄を書きのこした大作家であった。彼が描写した登場人物は、発作的人物であった。彼は地上に生活し太陽の下で生きた作家のうちで、最も難かしい大業をなしとげた天才であったと書いている。

たしかにシェークスピアは、今日精神医学的に作品をよんで、その心理のけいれん的動きが起こって、そのたかまってゆく不安恐怖を描写した優れた精神医学者であったとアメリカでは評価されている。日本においては、シェークスピアの作品の精神病理学的な解説を、ラジオ放送で連続講義された中野好夫氏の名調子は、今もおぼろげながら私の頭のなかに印象として残っている。

ゲーテについて、モーズレーは、彼の青年時代に、急に意気さかんとなって、愛する女性を一人残して旅立ってしまって、その女性にひどい悲しみの打撃を与えたふしを読んだときには、彼にかすかな抵抗をおぼえたのであったが、幸いにも後年になり堅実な思想をもち、判断力もわれわれと同調できるようになって見直すことが出来るようになったし、戯曲や小説のなかに作者が抱いていた悩みや病気の経験を作品の中に見出すことが出来るのは、天才の表現をまって始めて可能なことに違いない。

モーズレーが、このシェークスピアやゲーテをとりあげた後に、ポオについては次のように書いている。

「ゲーテやシェークスピアは、今日われわれの寄りつけないような高所の祭壇に、文学の神様として祭られている。それにくらべるとバーンズやポオは、われわれにはもっと身近にあり、同じ人間味を感じさせる。」

バーンズ（一七五九〜一七九六）は、貧農の子として生まれ、二十七歳のときにスコットランドの方言を用いた詩集を出してベストセラーとなった。人間は悲しむために創られたものと言って貧しい農民を詠いつづけた。そして晩年は大酒家となって健康を害し、農場を失い、三十七歳で死んでいる。ポオより一世紀近い前のスコットランド人であった。

モーズレーのポオ論は、ポオの伝記の考証をつづけ、その悲惨な生活に同情しつつ彼の詩篇の「アナベルリー」「パラダイスの人に」「ヘレン」などの詩の優れていることを称揚し、次のように結んでいる。

「われわれは、彼の伝記を読み、その生涯の事実をみとめなければならない。これらの事実のなかに、ポオ自身がもって生まれた基本的な体質的事実をみとめなければならないだろうが、彼の生きた生活環境が不幸であったことも

知った。ポオのような異常な天才は、誤解されるであろう。その弁解は出来ないか？悲劇がその生涯のなかにある何かによって解明されないであろうか。現時点では、それは、ポオの弁護は不可能かもしれない。しかし、近き将来にポオは正しく理解されるときが必ずくると思う」

以上のようなモーズレーのポオ理解が間もなくイングラムによって証明されて、彼の予見が正しかったことが明らかにされ、今日では、彼の名声は国際的に推理作家の祖、短篇小説の祖、詩人としてアメリカの三大文学者の一人となったのである。

（日本医事新報第二五〇五号、昭和四十七年四月二十九日発行、所蔵）

精神病約説　本体価格 1,500円

2002年5月20日第1版第2刷発行

モーズレイ原著　神戸文哉訳
発行者　秋元波留夫
発行所　社会福祉法人「新樹会」創造出版
〒151-0053　東京都渋谷区代々木1-37-4　長谷川ビル
電話 03(3299)7335　FAX 03(3299)7330
E-mail sozo@alles. or.jp http://www.artlink.gr.jp/souzou/
振替 00120－2－58108
印　刷　社会福祉法人「新樹会」創造印刷

ISBN4-88158-270-4 C3047 ¥1500E